APPLICATIONS DE L'OUATE

A LA

CONSERVATION DES MEMBRES

ET DES BLESSÉS

PAR

RAOUL HERVEY,

Docteur en Médecine,
Interne en médecine et en chirurgie des hôpitaux de Paris.
Ancien interne de la Maternité,
Ancien élève de l'école pratique, Membre de la Société anatomique.

TROYES

IMPRIMERIE ET LITHOGRAPHIE E. CAFFÉ
Rue du Temple, 27 et 29

1874

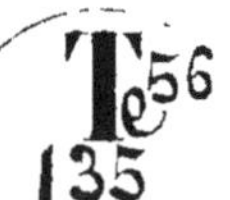

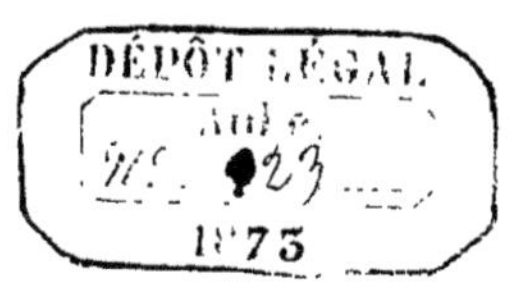

APPLICATIONS DE L'OUATE

A LA

CONSERVATION DES MEMBRES

ET DES BLESSÉS

APPLICATIONS DE L'OUATE

A LA

CONSERVATION DES MEMBRES

ET DES BLESSÉS

PAR

Raoul HERVEY,

Docteur en Médecine,
Interne en médecine et en chirurgie des hôpitaux de Paris,
Ancien interne de la Maternité,
Ancien élève de l'école pratique, Membre de la Société anatomique.

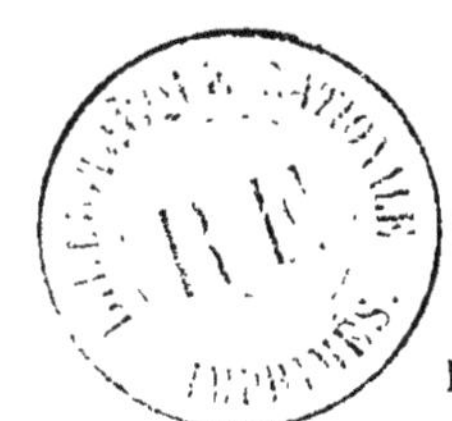

TROYES

IMPRIMERIE ET LITHOGRAPHIE E. CAFFÉ

Rue du Temple, 27 et 29

1874

APPLICATIONS DE L'OUATE

A LA

CONSERVATION DES MEMBRES

ET DES BLESSÉS

INTRODUCTION

Le premier Décembre 1870, M. Alphonse Guérin appliquait à l'hôpital militaire Saint-Martin, un pansement nouveau sur une plaie d'amputation (1). La substance employée, la manière dont elle était mise en usage.... tout, en un mot, dans cette heureuse innovation, constituait une rupture complète avec les principes reçus pour le traitement des plaies; c'était, comme on l'a dit et répété depuis, une révolution dans la chirurgie.

J'ai déjà, dans un mémoire (2), auquel celui-ci doit faire suite, depuis plus d'un an, montré comment l'idée première de ces appareils se développa, se modifia peu à peu dans les applications nombreuses qui en furent faites à l'hôpital Saint-Louis, au mois de Mai 1871, et je décrivis alors les règles à suivre pour la confection de ces appareils dans les amputations des membres. Ce travail faisait présager qu'on allait enfin voir remonter la *courbe* des succès, dans les grands centres, à la suite des interventions chirurgicales, et sauver par conséquent un nombre

---

(1) Landrieux et Laloy. *Union médicale,* 28 Janv. 1872.
(2) Hervey. Pansements à l'ouate. Archives de méd. 1871, Décemb. et suiv.

plus considérable d'opérés. L'évènement a justifié ces prévisions, et si je rapporte encore ici quelques faits brillants de guérisons, obtenus à la suite d'opérations graves, par la méthode de M. Alphonse Guérin, ce n'est point que je pense qu'il soit nécessaire aujourd'hui de témoigner davantage des effets de son application dans les amputations, mais afin de constater la précision et la constance de ses résultats, lorsqu'on se conforme rigoureusement aux minutieux principes, qui demeurent toujours la condition indispensable du succès.

Mais, « si la chirurgie est brillante quand elle opère, elle l'est plus encore, lorsque, sans faire couler le sang et sans mutilation, elle obtient la guérison des malades (1). »

Dès 1871, un certain nombre de faits recueillis dans le service de M. Alphonse Guérin, pouvait faire penser que, non-seulement l'application de sa methode permettrait de conserver la vie à plus d'opérés, mais aussi que, grâce à elle, le nombre des cas où le chirurgien doit sacrifier un membre pour conserver l'existence de l'individu, allait diminuer encore. « Il arrive quelquefois, dit Boucher (2), qu'on ne peut obtenir le rétablissement d'un sujet qu'en le privant pour toujours du membre blessé : et pour lors, c'est prudence au chirurgien de ne pas différer (3). Mais s'il est vrai qu'il soit possible de parvenir à conserver et rétablir le membre blessé dans bien des cas où les règles de l'art, paraissant en défaut, déterminent ordinairement à l'amputation, c'est procurer un nouveau triomphe à l'art et rendre service à l'humanité. »

A cette époque nous avions déjà vu obtenir, par le nouveau moyen, la conservation des membres en apparence les plus compromis. Depuis ce moment, ce point intéressant de la chirurgie conservatrice nous a toujours vivement attaché, et, grâce à la bienveillance de plusieurs

(1) Lisfranc. Cliniques de la Pitié.
(2) Mémoire sur les plaies d'armes à feu. *Acad. de chir.*, 2me vol., p. 288.
(3) Ledran. *Traité des plaies par armes à feu.* Aphor. 9.

chefs de service, grâce aussi à l'obligeance traditionnelle de mes collègues d'internat, j'ai pu connaître et assez souvent suivre le plus grand nombre des faits qui ont été observés dans les hôpitaux de Paris.

Certes, nous ne nous proposons pas de traiter ici les indications ni les contre-indications de la conservation en chirurgie (1). Sujet de mémoires intéressants, de savantes discussions, toujours à l'ordre du jour, cette question restera longtemps encore pendante, et il suffit de se reporter à ces ouvrages pour être effrayé des difficultés que son étude rencontre, de l'expérience que celle-ci réclame pour que ses conclusions aient une valeur véritable.

« Devra-t-on pratiquer l'amputation ou abandonner le malade aux ressources de la nature et tenter de lui conserver son membre? Nous n'entreprendrons pas, dit Boyer (2), de résoudre d'une manière absolue une question *aussi difficile*, mais nous allons présenter quelques considérations qui pourront aider le jeune praticien dans une circonstance *aussi embarrassante.* »

« Depuis l'emploi des armes à feu, dit Sédillot, sur les champs de bataille et dans les siéges, la même question s'est toujours imposée aux chirurgiens : Dans quel cas les membres fracturés doivent-ils être conservés ou sacrifiés en partie (résection) ou en totalité (amputation)? Cette question, traitée par les hommes de l'art les *plus expérimentés,* n'est pas encore résolue et semblerait même au premier abord avoir été rendue plus difficile et *plus obscure* par de nouvelles dissidences (3). »

Et s'il était encore besoin, après les paroles de chirur-

---

(1) Bordenave. *Mémoires de l'Acad. de Chirurgic,* t. II, p. 501. — Boucher. Ibid., p. 288. — Bilguer. *Sur l'inutilité de l'amputation des membres,* 1750. — Demeules. Paris, 1871. — Poinsot. 1872. — Biencourt. 1873. — Duret. *Progrès médical,* 1878, 12 juillet. — Legouest. Art Amputation, *Dict. encyclop.,* 1865, etc., etc.

(2) *Traité des maladies chirurgicales.*

(3) Sedillot. *Du traitement des fract. des membres par armes à feu,* 1871.

giens aussi autorisés, de légitimer le motif qui nous a fait écarter cette partie du sujet, nous rappellerions les termes qui signalent la question dans l'un des plus récents ouvrages publiés sur la chirurgie : « Pour établir que l'abstention volontaire d'opération permettra d'obtenir la guérison, et assurera aussi bien au malade le libre exercice de ses fonctions, il faudrait aborder le difficile problème de la conservation. Ce n'est pas ici le lieu d'approfondir cette question *arduc;* mais il nous semble nécessaire d'attirer dès maintenant l'attention des élèves sur ce problème qu'ils verront presque chaque jour se poser en leur présence, et qu'ils verront, nous le disons hardiment, être bien souvent *l'objet d'hésitations et de légitimes incertitudes* (1). »

En prenant pour sujet de notre thèse inaugurale ce chapitre de la conservation des membres et des blessés (2), nous avons voulu établir que désormais la découverte de M. Alph. Guérin donne un moyen plus simple et plus certain de tenter la conservation, et cela même dans des cas où la chirurgie agit ordinairement d'urgence. Les complications qu'un grave traumatisme doit entraîner, décident le sacrifice d'un membre; car, comme le dit Albucasis, plus grande est la mort de tout le corps que le défaut d'un membre ; mais, si l'on démontre que celles-ci sont écartées, conjurées par l'emploi d'une méthode réellement efficace, les tentatives de conservation deviendront encore plus fréquentes, plus hardies : or, nous sommes convaincu que le pansement à l'ouate peut donner d'aussi beaux résultats dans la chirurgie conservatrice que nous l'avons démontré pour son application après les amputations (3).

· C'est afin d'acquérir cette conviction que nous avons attendu pour écrire ce travail : le sujet a peut-être perdu

(1) F. Guyon. *Eléments de chirurgie clinique*. p. 200.
(2) Sédillot. Acad. des Sciences, 1870.
(3) F. Guyon. *Chir. cliniq.*, p. 528.

en nouveauté, mais nos affirmations y auront gagné en certitude.

Après avoir montré les modifications que les pansements à l'ouate doivent subir lorsqu'ils sont appliqués à la conservation des membres ou des opérés, nous nous proposons d'étudier les phénomènes observés chez les malades qui ont fait le sujet de nos observations. Nous établirons alors les avantages constatés, le parti qu'on peut en tirer ; puis nous rechercherons les causes de certains accidents rencontrés dans le cours du traitement, et nous serons ainsi conduit à indiquer les circonstances qui doivent faire préférer les pansements à l'ouate à d'autres méthodes, dont les avantages connus doivent être réservés pour certains cas, où leur emploi rend au chirurgien des services signalés.

Avant d'entrer en matière, j'adresse ici un public hommage de ma reconnaissance aux maîtres qui, dans les hôpitaux, ont dirigè mes études, encouragé mes efforts et développé mon éducation médicale.

J'adresse aussi mes remercîments à tous ceux qui, avec une bienveillance à laquelle je ne pouvais prétendre, m'ont spontanément désigné et plusieurs fois même confié, dans leurs services, les cas qui pouvaient servir à l'étude que j'avais entreprise. J'ai consigné à la fin de mon travail toutes les observations que j'ai pu me procurer sur ces faits, heureux de donner par l'autorité de leur témoignage une dernière consécration à la valeur et à l'importance de la découverte de mon bien affectionné maître, Alphonse Guérin.

CHAPITRE Ier

Application du pansement à l'ouate

—

RÈGLES GÉNÉRALES

En reprenant ici la description du pansement à l'ouate, nous nous sommes proposé d'abord, de revenir sur celle que nous avons déjà donnée pour les amputations, afin d'y développer quelques détails sur lesquels nous n'avions pas pu insister autrefois, et qui en rendent l'application aussi convenable qu'il faut le désirer. Ensuite, les pansements, dans les tentatives de conservation des membres, doivent subir certaines modifications, précisément nécessitées par les conditions dans lesquelles se trouve placé le chirurgien, qui cherche à éviter la mutilation de l'individu atteint d'un désordre traumatique grave. Enfin la région sur laquelle on opère commande certains détails d'exécution que nous indiquerons en dernier lieu.

Depuis que la méthode de M. A. Guérin a été acceptée dans les hôpitaux (1), nous avons eu souvent l'occasion d'y voir des pansements à l'ouate, et sauf quelques exceptions, nous avons été frappé des négligences que l'on commettait dans leur application.

Dans mon mémoire sur les pansements à l'ouate, j'avais essayé de donner une idée générale de ces appareils. Je disais : « Le pansement que M. Alphonse Guérin a imaginé n'est point simplement un pansement des plaies avec de l'ouate; celle-ci y joue un véritable rôle grâce auquel le membre amputé ou blessé bénéficie de plusieurs

(1) Verneuil. Congrès de Lyon, 1872.— Guyon. *Chirurgie clinique*, 1873. — Verneuil, Ledentu, Congrès scientifique, 1873. Lyon.

grandes méthodes chirurgicales qui produisent chacune d'excellents effets. L'ouate est employée dans le but de filtrer l'air qui arrivera jusqu'à la plaie et, en même temps, les couches d'ouate doivent être assez abondantes pour qu'on puisse soumettre les parties qu'elles recouvrent à la compression élastique. »

Depuis, bien des descriptions ont été données, et dans l'une d'elles, M. Blanchard (1) s'est préoccupé de faire voir quelle quantité d'ouate il faut mettre en usage pour exécuter un pansement régulier. « La quantité d'ouate qu'il faut employer, dit-il, doit être assez considérable pour que la plus énergique compression soit appliquée sans douleur. D'après les observations qu'il m'a été donné de faire, ajoute-t-il, elle varie de une à quatre feuilles, ou pour l'exprimer en poids, de un demi à deux kilogrammes. Cette dernière quantité n'a jamais été dépassée. » Je ne crois pas, comme lui, qu'à cet égard une règle invariable puisse être donnée, et souvent qui obéirait fidèlement à des recommandations trop exactes ferait la plus détestable, la plus défectueuse application. Cet appareil doit être un pansement à l'ouate et non un pansement ouaté; en d'autres termes, il ne suffit pas d'appliquer de l'ouate sous un bandage, après une amputation par exemple, pour avoir réalisé le pansement de M. A. Guérin. C'était le cas de presque tous les chirurgiens (2) qui ont cru avoir depuis long-temps, avant lui, mis en pratique la méthode qu'il recommandait. C'est le cas encore maintenant d'un grand nombre qui, croyant remplir toutes ses recommandations, parce qu'ils emploient de l'ouate, font de mauvais appareils et n'obtiennent pas de meilleurs résultats.

(1) Thèse de Doct. Paris, 1872.

(2) PONCET. De l'occlusion inamovible. *Lyon médical,* n° 13, p. 403, 1872. « La plaie fut placée dans un bandage ouato-silicaté, ainsi que M. Ollier avait l'habitude de le faire pour ses résections *depuis plusieurs années, avec cette différence toutefois qu'il entoure maintenant le membre d'une couche plus épaisse de coton.* »

SMITH, de Moscou. *Courrier Médical,* 1873, p. 196, etc.

Je crois cependant que l'on peut facilement apprécier que la quantité d'ouate mise en usage est suffisante pour le pansement. Voici une manière de s'en assurer. Lorsque, après avoir appliqué couche par couche des lames de coton, on a donné à la partie sur laquelle on opère un volume considérable, il faut rassembler entre les deux mains la masse énorme qui a été employée et faire subir à la partie une compression très-énergique ; si cette épreuve a lieu, surtout dans les points qui sont le siége des plaies, sans que le patient trahisse la plus petite douleur, perçoive la moindre sensation pénible, alors, mais alors seulement, on peut être assuré qu'on a rempli une des conditions les plus importantes du pansement. La quantité qu'il faut employer est tellement considérable relativement à la partie sur laquelle on opère, quelle qu'elle soit, que très-souvent on s'arrête satisfait en se disant qu'il doit bien y en avoir assez. Il faut, ainsi qu'on l'a dit, en mettre trop pour qu'il y en ait assez (1).

Toutes les fois que nous avons eu l'occasion d'appliquer ce pansement, nous avons eu recours à l'artifice que nous signalions plus haut, et ordinairement nous avons réussi a créer un appareil sous lequel le malade a pu, sans être jamais autrement inquiété, passer les dix premiers jours de son traitement.

Cette quantité, énorme, d'ouate qu'il faut employer, est nécessitée par deux conditions qui sont, en grande partie, les sources des immenses bénéfices que l'on retire du pansement : la compression élastique et l'immobilité. En effet, théoriquement, on peut concevoir un appareil à l'ouate sur lequel on pourra faire une compression parfaite au moment de l'application. Mais bientôt, sous l'effort du bandage contentif, l'ouate aura été tassée et la compression devra être complétée sans retard, sous peine de perdre rapidement les avantages désirés. Or, il faut mettre assez d'ouate, non-seulement pour réaliser une

(1) DELENS. *Ch. Clin.* de GUYON, p. 525.

bonne compression élastique, mais encore afin d'avoir
une sorte de réserve d'élasticité sur laquelle le chirurgien
pourra compter pour refaire la compression toutes les
fois que celle-ci deviendra imparfaite, pendant l'application de l'appareil. Si, en effet, la somme d'élasticité ren-
fermée sous le bandage est épuisée par deux ou trois
réparations faites à la compression, celle-ci devient insupportable au malade, et l'ablation du pansement devenant
indispensable, il en résulte pour la confection d'un nouvel
appareil, des mouvements (1), des variations de température, etc., qui ne peuvent que nuire au blessé.

Au point de vue des principes généraux qui président à
la confection de ces appareils on ne saurait trop rappeler
qu'il est nécessaire d'employer une prodigieuse quantité
d'ouate. En effet, elle tient sous sa dépendance l'efficacité
de la compression ; et l'on sait les avantages que celle-ci
procure par un pansement bien appliqué, les accidents au
contraire qu'elle entraîne dans les autres cas (2).

Plus la couche d'ouate sur le membre est épaisse,
plus la contention peut être impunément énergique (3).

L'ouate, à laquelle il faut avoir recours, devra toujours
être de très-belle qualité (4), et l'on préfèrera celle qui
n'a point de surface gommée. Il est d'ailleurs très-facile
de l'en débarrasser. Au moment de l'opération, elle sera
disposée en lames et en rouleaux, de façon à ce que l'ap-

---

(1) De l'état des veines et en particulier des veines inter et intrà-muscu-
laires à la surface et au voisinage des plaies en suppuration. Rapport de cet
état avec la théorie embolique, la pyohémie. — Société de Chirurgie, 26 Décembre 1872.— VERNEUIL, Lyon, 1872.

(2) Pansements à l'ouate. *Arch. de Médecine*, 1872. Obs. XXI.

(3) *Recueil des Mémoires de Médec. et de Chirurgie militaires, N° 155*. 1873.

(4) Dans un cas où j'ai dû employer une ouate qui n'était pas parfaitement
homogène, la plaie d'amputation après trois semaines, chez un enfant, ne
semblait pas plus avancée qu'après une opération pratiquée depuis une hui-
taine de jours. Le coussinet d'ouate, qui avait été placé dans la plaie, n'avait
pas pu être chassé par la rétraction des lambeaux et avait constitué un véri-
ble corps étranger. C'est la seule fois d'ailleurs que j'ai vu se produire cet
inconvénient et je n'ai pu l'attribuer qu'à l'infériorité du produit que l'on avait
mis à ma disposition.

plication devienne plus régulière et aussi plus aisée. Les couches d'ouate doivent être très-régulièrement appliquées, de façon qu'en aucun point le tassement par la compression ne constitue des amas plus durs qui seraient le point de départ de souffrances et même d'accidents plus sérieux.

Il existe une ouate, préparée industriellement d'après les indications de M. le docteur Touraine. Ce médecin militaire, qui a consigné dans plusieurs recueils (1) ses expériences et le résultat de ses observations avec le coton hydrophile, a cherché surtout à remplacer la charpie par du coton absorbant. « Le coton hydrophile absorbe l'eau, comme le sucre, surtout s'il est un peu tassé. » Cette qualité me paraît, *à priori*, défectueuse pour les applications d'ouate faites d'après la méthode de M. Alphonse Guérin. Car, si les sécrétions de la plaie arrivent rapidement au dehors de l'appareil, ou bien celui-ci devra être renouvelé, ou bien il faudra faire disparaître ces taches sous de nouvelles couches d'ouate qui ne tarderaient pas à être aussi traversées, circonstances entraînant la putréfaction des liquides contenus dans l'appareil et défavorables à l'immobilité dans laquelle doit demeurer un membre amputé ou blessé.

Je ne sache pas que jusqu'à présent on ait réussi à douer l'ouate de qualités destinées à neutraliser l'odeur de ces pansements. M. Méhu a conseillé l'addition d'une couche de coton iodé dans les couches *externes* de l'appareil, « pour garantir la plaie contre les agents putrides et enlever l'odeur de la suppuration (2). »

Pour en finir immédiatement avec les modifications apportées dans la fabrication de l'ouate, je signalerai le coton hémostatique au perchlorure de fer. Celui-ci serait

---

(1) *Note au Conseil de santé militaire*, 1857. — *Mémoires de médecine et de chir. milit.*, 1861, tome V, p. 303. — *Gaceta medica de Mexico.* Décembre 1864.

(2) *Bulletin de thérapeutique*, 1871.

employé dans la clinique chirurgicale de Tübingen depuis cinq ou six ans (1), à Kiel aussi (2). Au dire du docteur Smith, « elle peut remplacer avec avantage la ligature qui prend tant de temps sur le champ de bataille, et souvent, vu le grand nombre des blessés, est faite à la hâte et sans tous les soins nécessaires (3). » Jamais il ne faut devoir l'hémostase à un moyen aussi défectueux, et nous ne reconnaissons à l'ouate ordinaire qu'une propriété hémostatique, celle qu'utilisait Fabrice d'Aquapendente (4), et que nous avons déjà rappelée (5). « Pour moy, dit-il, je me sers fort souvent des poils de lièvre et encore plus souvent de coton, comme étant plus connu et plus facile à recouvrer. » Il s'agit, bien entendu, de ces hémorrhagies pour lesquelles on a si souvent recours à la toile d'araignée (6).

Enfin (devrais-je en parler?), le 3 décembre 1870, la Société de chimie de Francfort était solennellement réunie. Tous les désinfectants que la Société de chimie de Berlin avait conseillés au commencement de la guerre, devenaient insuffisants, et la question était agitée de savoir s'il n'y en avait pas d'autres à indiquer. M. le professeur Bœttger proposa le *fulmi-coton* imprégné de permanganate de potasse (7). Je partage toutes les craintes de M. Méhu (8) sur les inconvénients d'une pareille substance, et je ne puis que conseiller à nos voisins de s'en réserver exclusivement l'emploi.

J'ai hâte d'arriver aux détails d'application des appareils ouatés, et cependant il me faut encore m'arrêter à

---

(1) *Courrier médical*, 1873, p. 196.
(2) Doctor VON BRUN's wound dressing cotton. *Gaz. heb.*, 1873, p. 593.
(3) *Courrier médical*, 1873, p. 197.
(4) *Œuvres chirurg.* de FABRICE D'AQUAPENDENTE, p. 251. MDCLVIII.
(5) Pansements à l'ouate, p. 15.
(6) BOURDIN. *Académie des Sciences,* 1847. — VOSY. *Connaissances médicales,* 1873. p. 165.
(7) *Polytechnisch.* Notiz blatt., n° 3. — *Courrier médical,* 1871, p. 325. — Zeitschrift des osterreichischen apotheker vereines. 20 fév. 1871.
(8) *Annuaire pharmaceutique* (1871-1872), p. 197.

deux points importants, souvent omis, et qui rentrent dans les principes généraux de la méthode.

Il faut que le coton qu'on emploie, *soit vierge de toute souillure,* et vienne en quelque sorte des ateliers du fabricant; pour cela, M. A. Guérin fait emmagasiner l'ouate, dont il se sert, dans un endroit spécial de l'amphithéâtre d'opérations. La charpie, qui est peut-être le plus ancien topique dont l'usage s'est graduellement transmis d'âge en âge, et qui doit sa faveur à son pouvoir absorbant, n'est-elle pas soupçonnée en raison même de cette qualité, qui pourrait en effet la rendre nuisible, si elle était contaminée (1) par son séjour dans un milieu vicié? Il n'y a pas dans cette recommandation de précaution inutile, et ce n'est qu'en réalisant ponctuellement toutes les minutieuses recommandations du maître qu'on pourra arriver aux remarquables résultats qu'il a obtenus. Nous ne sommes pas seul à avoir remarqué des infractions à cette règle, et M. L. Championnière, dans un compte-rendu d'une visite aux hôpitaux, écrivait (2) : « Nous avons, pour notre part, pu remarquer déjà chez les nouveaux expérimentateurs quelques infractions aux·règles données..... Nous avons vu, dans plusieurs services, des ballots d'ouate, développés au milieu de la salle, rester là plus ou moins longtemps avant d'être employés. *M. Alph. Guérin s'élève de toutes ses forces contre cette pratique.* »

Il en est de même pour la règle qui veut *qu'on ne fasse plus de pansement de plaie importante dans les salles de chirurgie.* S'il était possible de le faire en plein air, les meilleures conditions seraient réalisées (3). Pour nous, qui avons eu sous les yeux des exemples flagrants de la nocuité de ces pansements faits dans les salles (4), nous n'hésitons pas à lui attribuer un certain nombre de cas de

---

(1) Guyon. *Chirurg. cliniq.,* p. 451.
(2) *Journal de·méd. et de chir. pratiq.,* art. 9171.
(3) Delens. *Chir. cliniq.* de Guyon, p. 525.
(4) Pansements à l'ouate. Obs. 3 et 5, 1872.

mort par infection purulente qui ont été observés malgré
l'application du pansement à l'ouate. Il y a d'ailleurs, à ce
point de vue, une distinction à faire et sur laquelle nous
nous proposons de revenir. Notons seulement, dès à
présent, que la méthode de M. A. Guérin ne peut pas,
bien entendu, s'opposer à toutes les causes (1) qui produisent l'infection purulente, caractérisée par la présence
d'abcès métastatiques dans les viscères de l'organisme.
Après avoir rappelé ces principes importants de la nécessité du pansement dans une salle spéciale, avec une ouate
qui n'a pas séjourné au contact des blessés, et toujours
en quantité suffisante, je vais essayer d'indiquer la manière de faire la compression.

Il suffit d'avoir assisté une fois à la confection d'un
appareil de M. A. Guérin, pour comprendre que le procédé à l'aide duquel on arrivera à obtenir la compression
nécessaire, échappe à une description méthodique. Il ne
s'agit plus là de modeler rapidement, à l'aide de tours de
bande et de renversés, un bandage sur la partie qu'il doit
contenir; les règles précises que donne la petite chirurgie
doivent être oubliées, et le seul but qu'il faut désirer et
atteindre, est la contention progressive, exacte, énergique
de la masse d'ouate employée, sur les parties qu'elle
recouvre.

Pour y arriver, nous avons recours à plusieurs artifices
dont l'utilité nous paraît assez démontrée pour les recommander aujourd'hui. Lorsque les couches d'ouate ont été
successivement et également appliquées partout, un aide
ou plusieurs, si cela est nécessaire, embrassent le membre:
le chirurgien, placé à l'extrémité du moignon, fixe celle-
ci contre sa poitrine, de façon que sous les efforts de traction qu'il va faire, les lames de coton n'abandonnent pas
les points sur lesquels elles ont été placées. C'est dans
cette situation que, par quelques tours de bande plus ou
moins énergiquement serrés, l'opérateur arrête *la position*

(1) RANVIER. *Soc. anat.*, 1872, p. 343.

de l'appareil. Si, au contraire, le chirurgien se place sur le côté du membre qu'il va panser, il arrive très-vite, pour peu que les tours de la bande qu'il manie soient légèrement obliques, il arrive, dis-je, que sous sa traction l'ouate descend sur le membre et forme bientôt, à la partie inférieure de l'appareil, une masse irrégulière avec des espaces que la compression convertit peu après en véritables tampons, durs comme des corps étrangers.

L'ouate étant bien définitivement fixée à sa place, il faut donner *une forme* à l'appareil. C'est toujours par l'extrémité inférieure qu'il faut commencer, et nous ne faisons que rappeler ici un principe fondamental pour l'application d'un bandage roulé. S'il s'agit d'une amputation, on fera tout d'abord la capeline, le bandage récurrent des moignons. Puis les bandes seront conduites jusqu'aux limites supérieures de l'appareil, et l'on sait que celles-ci doivent toujours recouvrir le segment du tronc auquel se rattache le membre opéré. En ce dernier point, la compression devra être particulièrement surveillée : pour cela, il ne faut craindre ni son temps, ni sa peine, ni les nombreux tours (1) de bande que demande ce temps de la confection du bandage. Il est impossible de réaliser d'emblée la compression suffisante, si nécessaire; et ce n'est qu'en revenant peu à peu sur les points défectueux, qu'on arrive à une forme et aussi à la *consistance* convenables. Alors seulement on peut recouvrir cet appareil d'un bandage élégant où les renversés reprennent tous leurs avantages.

Chacun de ces renseignements a une importance pratique dans l'exécution du pansement à l'ouate. Et pour la compression en particulier, on réussirait souvent mal si l'on s'en tenait à ces notions sommaires : il faut serrer

(1) M. Blanchard, qui s'est donné la peine de vérifier la longueur des bandes employées à certains appareils dans le service de M. A. Guérin, en a mesuré jusqu'à 150 et même 200 mètres. Il s'agit dans les dernières mesures de toutes les bandes employées non-seulement à la confection, mais encore aux restaurations d'un même appareil.

tant qu'on peut; cela n'est assez serré que quand cela l'est trop. Le bandage n'est assez serré que quand il donne à la palpation une sensation de rénitence, de tension assez ferme mais encore élastique, et qu'à la percussion il fait entendre le son, non pas *tanquam percussi femoris*, mais bien une résonnance comparable à celle de la cage thoracique normale. C'est même là une première réponse à donner aux chirurgiens qui, sans autre preuve d'ailleurs, ne peuvent admettre que l'air pénètre encore dans une masse de coton ainsi comprimée.

Les bandes doivent être en toile neuve : sans compter que celles-ci sont plus solides et résistent aux efforts puissants qu'il faut déployer, mieux que ne le feraient des bandes usées ou en flanelle, elles permettent, en outre, de faire glisser chaque tour de bande sur celui qui l'a précédé, ce qui diminue singulièrement la somme des efforts qu'il faut déployer pour arriver à faire une compression satisfaisante.

Il ne faut pas penser à se servir des bandes de caoutchouc (1) ou en tissu élastique (2), parce qu'avec elles il est impossible de mesurer la force déployée, très-différente suivant qu'un tour de bande est plus tendu que le tour suivant. Il en résulte que la compression est presque nécessairement inégale; on sait aussi que le degré de compression changera sous l'influence de la chaleur, le malade étant dans son lit ou dehors, chaudement ou légèrement vêtu (3). Enfin, en reprenant sans cesse le terrain cédé par l'ouate sous l'effort de leur compression, ces bandes épuiseraient rapidement, *sans pouvoir le remplacer*, l'élasticité de l'appareil, qui dès lors deviendrait défectueux. (4).

Il faut donc se souvenir que, pour exécuter une com-

(1) BARTHÉLEMY. Doct. 1826, Paris.
(2) BOURJEAURD. Doct. 1862, Paris.
(3) PILATE. *De la compression dans le traitement des tumeurs blanches.* 1868.
(1) Pansements à l'ouate. 1872.

pression qui satisfasse, la meilleure manière de l'obtenir est de la produire petit à petit, progressivement ; à tel point, qu'il ne faut pas chercher à l'obtenir d'emblée, séance tenante. Il est préférable de revenir le soir ou le lendemain sur cette compression qui, de fait, est ainsi plus rapidement, plus sûrement accomplie. Alors seulement on peut fixer les bandes soit avec des épingles, soit en faisant coudre les points principaux de l'appareil. Ce dernier détail n'est pas non plus indifférent. En effet, quelque soin qu'on ait mis, ainsi que c'est la règle expresse, de ne commencer le pansement que quand l'hémostase est définitive, assurée, il peut arriver, et il arrive qu'une hémorrhagie se déclare sous l'appareil, dans la journée qui suit l'opération. Il convient donc de ne point retarder l'intervention du chirurgien aussitôt que celui-ci arrivera près du blessé pour remédier à un semblable accident. Aussi vaut-il mieux attendre que la possibilité de cet accident ne fasse plus question pour arrêter, à l'aide de quelques points, le bandage qui remplit alors toutes les conditions demandées.

Un dernier conseil. Boyer, en parlant de ce qu'il faut préparer pour pratiquer une saignée, termine en disant : « Enfin, lorsque la lumière du jour ne peut suffire. il faut se pourvoir d'une chandelle ou d'une bougie allumée, » Eh bien, lorsqu'on fait le soir un pansement à l'ouate, il faut, pour y bien voir, se servir d'une *lampe....* allumée. Je n'oublie pas que, pour avoir négligé cette petite précaution, un aide mit le feu, avec la *bougie* allumée qu'il tenait, à un appareil que je venais d'appliquer, et que cet accident est arrivé une autre fois, dans des circonstances semblables, à l'un de mes collègues.

RÈGLES SPÉCIALES.

AMPUTATIONS. — Après ce qui vient d'être dit sur les principes généraux qui doivent diriger la manière de faire le pansement de M. Alph. Guérin, je n'aurais rien à ajouter à ce que j'ai écrit dans les *Archives de Médecine* sur le pansement des amputations. Mais depuis la publication de ce mémoire, auquel MM. Guyon (1), Terrier (2), B. Anger (3), etc., ont bien voulu emprunter la description qu'ils ont aussi donnée de ces appareils, la méthode de M. A. Guérin a inscrit à son actif un grand progrès. *La réunion immédiate a été obtenue sous l'ouate* (4). Déjà nous nous avions indiqué la tentative de réunion immédiate, couronnée de succès, et obtenue après une ablation du sein à la fin de l'année 1871. En même temps (5) nous signalions des tentatives semblables faites par M. le Docteur Désormeaux, et dans lesquelles le résultat souhaité avait été en grande partie réalisé après des amputations de Chopart et de la jambe. Mais depuis ce temps les tentatives se multipliant, devenant plus méthodiques, le succès a été plus régulièrement obtenu et dûment constaté. M. A. Guérin fut encore le premier à montrer une réunion immédiate après une amputation de cuisse (6). J'ai pu observer et suivre quelques-unes de ces tentatives pendant l'année 1873, à l'hôpital Necker, où M. Désormeaux me

(1) F. GUYON. *Chirurgie clinique*, 1873.

(2) TERRIER. *Revue Scientifique*, 1871. — Petite chirurgie de Jamain, p. 565, 1873.

(3) B. ANGER. *Du Pansement des plaies chirurgicales*. Agrég. 1872.

(4) Avec le nouveau pansement, M. A. Guérin avait dû renoncer à ce mode de réunion, qui était la règle constante de sa pratique après les opérations, et qu'il venait de recommander davantage encore dans la dernière édition de son *Traité de Chirurgie opératoire*.— (1870, p. 108.)

(5) Pansements à l'ouate, p. 11 et 84, 1872.

(6) A. GUÉRIN. Société de Chirurgie, 26 Décembre 1872.

les signala avec la plus bienveillante obligeance, toutes les fois qu'il eut l'occasion de les essayer et de réussir. Récemment encore, un cas brillant démontrait la réunion immédiate, complète, sous un pansement à l'ouate après une amputation de jambe sus-malléolaire et à lambeaux, habilement pratiquée à l'hôpital Saint-Louis, par mon collègue Verron, auquel son chef de service, M. E. Cruveilhier, l'avait confiée. Et pendant que la pratique chirurgicale réalisait nos espérances, celles-ci étaient légitimées par les ingénieuses expériences que notre ami G. Martin entreprit sur les conditions d'adhérence des restitutions et transplantations cutanées (1).

C'est donc seulement sur les modifications apportées dans ces nouvelles applications, que je veux attirer l'attention en indiquant quelle fut la pratique suivie par les chirurgiens, dans les cas où ils ont obtenu la réunion immédiate sous l'ouate.

L'hémostase étant obtenue, complète et bien définitive, on fera sur tout le moignon et sur la plaie d'opération des lotions avec un liquide antiseptique. Une solution faible d'acide phénique, au millième, de l'alcool camphré étendu d'eau, sont ordinairement employés. Cette lotion acquiert une grande importance lorsque, une circonstance extraordinaire, pressante, contraint le chirurgien à opérer dans une salle de chirurgie; mais elle en a obtenu trop dans l'esprit d'un chirurgien de Paris (2), qui dit : « Selon nous, c'est plutôt au liquide anti-septique avec lequel on lave la plaie et à la rareté des pansements, qu'on doit attribuer le succès plutôt qu'à la feuille d'ouate et à la manière dont elle est appliquée. » Par hasard, M. A. Guérin n'a pas recommandé, entre autres antiseptiques, le liquide iodo-tannique : sans quoi je ne puis me figurer comment son confrère lui aurait rappelé « que les

(1) Thèse de Doctorat, 1873.

(2) *Bulletin de la Société française de secours aux blessés militaires*, 1872. Nº 14, p. 634.

applications d'un liquide antiseptique ne sont pas nouvelles, pas plus que les pansements rares qu'il défend
depuis long-temps (1). »

Les ligatures des vaisseaux ont été faites avec des fils
cirés ; puis ceux-ci sont coupés au ras de la plaie, sauf
celui de l'artère principale : ou bien ils sont réunis et
placés aux deux angles de la plaie, constituant ainsi deux
trajets réservés à l'écoulement des liquides. M. Désormeaux emploie un drain qui s'échappe aux extrémités du
diamètre principal de la plaie. M. A. Guérin coupe au ras
presque toutes les ligatures, ne conservant qu'un des fils
de celles qui ont lié les principales artères, et diminue
ainsi, autant que cela est possible, le nombre des corps
étrangers dans la plaie (2). Aussi, sommes-nous surpris,
en constatant cette précaution à éviter la présence d'un
fil, d'une épingle... de ne pas voir essayer l'usage des fils
que Lister a recommandés, qu'il emploie, et qui, confectionnés avec de la corde à boyau trempés dans une certaine préparation phéniquée, sont, d'après lui, absorbés
par la plaie dans laquelle ils ont été abandonnés. « La ligature antiseptique, dit le chirurgien d'Edimbourg, avec
la corde à boyau trempée dans une émulsion d'huile et
d'acide carbolique $\frac{1}{5}$ est un élément important de la
méthode. En effet, si l'on évite la putréfaction, les nœuds
et les extrémités des fils coupés sont aussi certainement
absorbés que les caillots et les parties de tissu mortifié
dans une fracture simple. (3) »

On peut employer, et cela sur n'importe quelle artère,
le procédé de torsion que M. Tillaux a décrit (4) et qui
produit une hémostase aussi assurée que cela est dési-

(1) *De l'inamovibilité dans le traitement des affect. chirurg.* 1844.

(2) ALPH. GUÉRIN. Pansement des amputations. *Chirurgie opératoire*, 1870.
— BOUISSON *Tribut à la Chirurgie,* t. I, p. 448.

(3). HOLMES. *A system of surgery.* Vol. V. London, 1871.— TERRIER, *Archives de Médecine.* Nov. 1871. Traduction.

(4) TILLAUX. Acad. de médecine, 10 octobre 1871.

rable, ainsi que l'ont démontré et ses expériences et les résultats de son observation clinique (1).

Néanmoins, la plaie d'opération ne doit jamais être complétement fermée par la suture, et le drain (2) ou quelques fils, conducteurs de la suppuration qui s'effectue au voisinage de l'os, dans les parties profondes de la plaie (3), constituent un précieux adjuvant dans les tentatives de réunion immédiate.

Les lambeaux sont ensuite affrontés et voici quelques-uns des moyens de contention variés qui ont été employés (4). Tantôt la suture a été faite avec des fils de fer recuit passés à l'aide d'aiguilles (5), tantôt les lambeaux ont été maintenus intimement rapprochés à l'aide de bandes étroites de tarlatane collodionnée et adhérentes jusque sur un point très éloigné de la plaie ; enfin, M. A. Guérin réalise l'affrontement exclusivement à l'aide des bandes d'ouate qui forment les premières couches de son appareil. Il applique celles-ci directement sur la partie opérée ; et comme elles s'accolent immédiatement sur ces parties encore humides, elles maintiennent suffisamment les lambeaux aux lieu et place que l'aide leur a exactement conservés.

La tarlatane collodionnée est préférable aux bandelettes de diachylon, dont le contact prolongé sous l'ouate amènerait des excoriations et serait ainsi le point de départ de souffrances qu'il vaut mieux éviter. Les épingles ont provoqué, dans quelques cas que j'ai eu l'occasion de voir, des douleurs assez vives pour nécessiter l'ablation de l'appareil et de la suture ; ces douleurs semblaient liées à la contusion des bords de la plaie par ces corps étran-

---

(1) Observations. Amputations de cuisse. désarticulation de la hanche, etc.

(2) CHASSAIGNAC. *Traité de la suppuration et du drainage.*

(3) GOSSELIN. *Cliniq. chir.*, t. Iᵉʳ, p. 524.— Gaz. méd. 1873. p. 523.— GUYON, p. 530.

(4) SERRES. *Traité de la réunion immédiate.* 1830.

(5) VELPEAU. *Médecine opératoire*, 1839. — MARION SIMS, BOZEMAN. 1858, etc.

gers et la compression que le bandage exerçait sur eux. Aussi, la suture avec les fils métalliques doit-elle être de préférence usitée (1). La réunion avec le bandage lui-même, ainsi que la pratique M. A. Guérin, exige une certaine habileté dans l'application et ne doit être conseillée qu'aux chirurgiens, auxquels un usage journalier de la méthode a donné une dextérité et une confiance très-grandes dans son emploi.

Le bandage est ensuite appliqué comme l'on sait, en ayant bien soin de recouvrir d'ouate et en couches très-épaisses jusqu'aux parties du membre les plus éloignées de la plaie d'opération. Ainsi, la hanche et le bassin doivent être recouverts de coton, lorsque la cuisse a été amputée : une grande partie de l'abdomen doit être comprise dans le bandage, lorsque la désarticulation de la hanche (2) a été jugée nécessaire.

L'opération a-t-elle porté sur l'avant-bras, sur le poignet? à la jambe ou dans les articulations du pied? Toujours l'appareil doit remonter soit au-dessus du coude, soit au-dessus du genou. Quand le bras ou l'épaule ont été le siége de l'amputation, le cou et la poitrine doivent être recouverts par l'ouate et le bandage qui la comprime.

Le malade est ensuite porté à son lit; le membre opéré est placé sur une alèze pliée en un ou plusieurs doubles, suivant la nécessité, et le tout est protégé contre le poids de la couverture par un cerceau approprié.

Je viens de rappeler ces points de détail parce que, négligés, ils peuvent être l'origine de souffrances cruelles. Quelques-unes de nos observations en font foi : ainsi l'insuffisance des couches d'ouate au niveau de la hanche, au niveau de la crête iliaque, a causé, dans un cas, des escarres de la peau; dans un autre, une mortification des parties superficielles de la plaie. Le poids d'une couverture un peu tendue devient insupportable, malgré l'é-

(1) Azam. *Association pour l'avancement des sciences*. Lyon, 1873.
(2) Observation. Service de M. le Dr Tillaux. Guérison.

norme ballot d'ouate qui entoure le moignon. Enfin, les positions trop inclinées de la partie opérée favorisent la stagnation du pus et la production de fusées purulentes ou de décollements étendus.

L'alèze, pliée en plusieurs doubles, doit remplacer le coussin classique destiné à supporter les parties blessées. Quelque soin qu'on mette à les renouveler, ceux-ci deviennent des foyers d'infection. *L'alèze devra être changée tous les jours;* et elle ne devra l'être qu'après avoir été examinée par le chirurgien, auquel elle indiquera les phénomènes qui se passent à la partie inférieure du pansement, dans les points qui ne sont pas toujours facilement accessibles à la vue. Dans certains cas, et dans ce but spécial, on pourrait employer avec avantage les hamacs, par lesquels M. le docteur Cusco réunit si heureusement, pour le traitement des plaies, les avantages de la position, la souplesse du support et la propreté des appareils. (1)

Après les opérations sur la cuisse, le pelvi-support contre-extenseur de cet ingénieux chirurgien rendra d'utiles services pour l'application régulière de l'appareil. Ensuite un lit mécanique (2) permettra de surveiller aisément et de réparer le pansement, sans aucun mouvement fâcheux pour le blessé, auquel il facilitera encore la satisfaction des besoins naturels.

Le régime de l'opéré ne doit être modifié que dans le cas où quelque phénomène particulier viendrait à se produire : sans quoi, rien ne doit être changé à son alimentation habituelle. On prescrira cependant de l'opium pendant les premiers jours.

Chaque jour, surtout au début, la *compression sera vérifiée*, et, s'il est nécessaire, aussitôt complétée qu'elle aura paru diminuée.

---

(1) Terrier. Petite chirurgie de Jamain, p. 336.— Bouyon, thèses de Paris, 1868.— Guyon, p. 629.

(2) Gosselin. *Clinique chirurgicale.* Modèle du lit Rabiot, p. 181, t. Ier. — Idem dans la *Chirurgie clinique* de M. Guyon. p. 657.

Si l'examen du moignon, de l'alèze sur laquelle il repose, montre que du sang ou du pus s'est écoulé en quelque point de l'appareil, il faudra s'occuper immédiatement de remédier aux inconvénients qui pourraient résulter du contact de ces liquides avec l'air et de leur putréfaction. Dans les premiers jours, *le bandage ne doit être renouvelé que si les taches, faites à l'appareil, démontrent qu'une hémorrhagie persistante a lieu sous l'appareil.* Si cette opération doit être faite au milieu des blessés, à cause de la nécessité d'une prompte intervention par exemple, il faut qu'elle ait lieu sous un lavage presque constant, avec une solution phéniquée au millième, ou un autre liquide antiseptique faible. *N'aperçoit-on, au contraire, que quelques traces de sérosité sanguinolente, ou de pus, jamais il ne faut enlever l'appareil;* mais il faut neutraliser sans retard ces taches, afin d'éviter les inconvénients qui ne manqueraient pas d'en résulter. Et pour cela, il faut, à l'aide d'un pinceau trempé dans une solution phénique au dixième, laver ces souillures et recouvrir ensuite le pansement de quelques couches d'ouate sur lesquelles on fera une compression exacte.

J'insiste à ce propos, et j'y reviendrai encore en parlant des symptômes observés chez les blessés, pansés à l'ouate, sur la *nécessité absolue de prendre, matin et soir, la température* avec un thermomètre placé soit dans l'aisselle, soit dans une des cavités naturelles accessibles à ce mode d'exploration. L'élévation de la température indique souvent que les sécrétions de la plaie sont parvenues au dehors de l'appareil, et elle rappelle, s'il était omis, le soin que nous avons recommandé de contrôler chaque jour l'alèze qui supporte le membre opéré ou blessé. Dans nombre de circonstances, il m'a été possible, à l'examen de la courbe thermométrique, sans regarder l'appareil, d'indiquer que celui-ci ne remplissait plus les conditions exigées par M. Alph. Guérin, et, réciproquement, j'ai quelquefois prédit, en voyant un appareil souillé à l'extérieur depuis vingt-quatre heures, quelquefois moins, que la courbe thermométrique oscillant jusque-là dans des limites satisfaisantes, allait s'élever pour redescendre presque aussitôt si l'on avait soin de recourir de suite à la précaution que je viens d'indiquer. Grâce à elle, on évitera un certain nombre d'accidents.

Pour masquer l'odeur que finit par prendre à la longue un pansement à l'ouate parfait, il faut avoir recours aux préparations *séches* antiputrides. Ainsi, l'amidon phéniqué, le camphre en poudre, les sachets de plantes aromatiques, etc., devront être de préférence employés. Si l'on fait usage d'une solution de permanganate de potasse, de chlorure de chaux ou d'eau-de-vie camphrée, il faut avoir soin de se borner à des aspersions sur l'appareil, et éviter de trop l'imprégner de ces liquides. L'humidité qui en résulte à l'intérieur du pansement, provoque, surtout si la température est élevée, l'éclosion, le développement d'un certain nombre d'organismes dont la vue impressionne toujours péniblement le malade; sans compter qu'en diluant les sécrétions desséchées, contenues dans l'ouate, ces liquides entraînent celles-ci au dehors et nécessitent de plus fréquentes restaurations au bandage.

Le temps pendant lequel l'appareil restera appliqué, varie évidemment selon qu'on aura tenté ou non la réunion immédiate. Celle-ci n'était plus employée, en 1871, à l'hôpital Saint-Louis, et l'on interposait de l'ouate entre les lambeaux ou bien on en remplissait la manchette dans les amputations circulaires. Cette manière de faire est encore le plus souvent employée (1) : aussi, je ne crains pas de répéter ici le *modus faciendi* que M. A. Guérin a recommandé, parce qu'il a été singulièrement négligé dans l'application.

« La manchette du moignon est confiée à un aide qui la maintient tendue, en la prenant entre le pouce et l'index, à chaque extrémité du diamètre horizontal de la plaie. Un second aide embrasse entre ses deux mains le

(1) Verneuil. Congrès scientif. Lyon, 1873. *Gaz. hebd.*, p. 576.

membre, comme pour le rapprochement des lambeaux :
alors, le chirurgien dispose sur le fond de la manchette,
par *petites* couches, *successives*, des fragments d'ouate qui
adhèrent immédiatement aux tissus humides avec lesquels ils se trouvent en contact. *Aucun point n'est laissé
exposé; peu à peu la manchette se remplit d'ouate légèrement comprimée* : enfin, elle est comblée. »

Nous croyions avoir ainsi exprimé le soin, la lenteur,
la minutie avec lesquels il faut doucement accomplir ce
remplissage de la manchette, persuadé que, de la mollesse
du coussinet abandonné dans la plaie, dépendaient la sécurité, la vitalité des lambeaux ou de la manchette com-
primés par l'appareil. Or, le plus souvent, on remplit ces
précautions de la façon suivante : on prend un fragment
d'ouate plus ou moins tassée, qui, d'un seul coup, remplit la plaie d'amputation, puis l'appareil est immédiatement commencé. Et quelques chirurgiens s'étonnent des
inconvénients, des complications « que l'ouate *bourrée*
dans la plaie, au moment de l'opération (1),» a certainement provoqués.

Dans ces cas, où la réunion immédiate n'était pas recherchée, M. A. Guérin conseillait de laisser le pansement en
place tant que le malade ne se plaignait pas, jusqu'à ce qu'il
fût arrivé au vingt-cinquième jour après son opération.
Mais, depuis cette époque, il a été reconnu que ce retard
volontaire apporté au renouvellement de l'appareil ne
constituait aucun avantage pour le blessé, au point de vue
de la rapidité de sa cure. De plus, il a été *constaté que, du
dixième jour au quinzième jour*, au plus tard (quand le
traitement n'avait subi aucune entrave, aucun accident,
dans une amputation de cuisse ou de jambe), les os
étaient recouverts, la couche des bourgeons charnus parfaitement établie et continue, qu'enfin, à ce moment, les
bords de la plaie commençaient à revenir vers le centre;
qu'en un mot la cicatrisation était commencée. En sorte

____

(1) GAYET. *Lyon médical*, n° 18, 1872.

que M. Alph. Guérin avait adopté la pratique suivante : du quinzième au vingtième jour il enlevait l'appareil, et si l'os était bien recouvert, si l'ablation du pansement n'avait pas déchiré le plus petit vaisseau de la plaie, si les conditions hygiéniques de ses salles étaient rassurantes, il avait recours à l'occlusion avec les bandelettes de diachylon. Mais pour peu que l'une des circonstances que je viens de dire ne fût pas réalisée, il réappliquait un nouveau pansement à l'ouate, préférant un retard dans la cicatrisation aux inconvénients, aux dangers plus sérieux qui auraient pu en résulter pour son malade.

La durée de la cure peut-elle être mise en parallèle avec la sécurité? (1).

Aussi bien d'ailleurs le blessé ne se passe pas toujours, aussi facilement qu'on pourrait le croire, de son pansement à l'ouate. Certains moignons se tuméfient notablement dans les premiers jours qui suivent l'ablation d'un appareil ouaté : quelques-uns sont impressionnés désagréablement par l'abaissement de la température, d'autres enfin, vrais sybarites, ne peuvent plus reposer sur la toile d'un drap trop dur. Aussi, nous avons dû quelquefois rétablir la compression élastique et remettre dans du coton des moignons presque cicatrisés et même guéris.

Les tentatives de réunion immédiate, qui ont repris faveur, ont modifié la conduite que les chirurgiens avaient dû adopter aux débuts des pansements à l'ouate. Et si les conditions d'application restent les mêmes, si la surveillance exige les mêmes précautions, la durée de ces applications est singulièrement modifiée. En ce moment, il est assez difficile de dire à quelle époque précise la réunion immédiate peut être réalisée sous l'ouate. Dans les observations que nous avons eues à notre disposition, la constatation du fait s'est ressentie de l'habitude qu'on avait contractée de laisser très-longtemps en place l'appareil au coton.— Aussi, dans quelques-unes, a-t-on trouvé la

(1) VERNEUIL. *Association pour l'avancement des Sciences.* Lyon, 1873.

réunion immédiate complètement effectuée, la plaie de réunion tout-à-fait sèche, quand on s'est décidé à enlever l'appareil.— Puis les observateurs ont cherché à apprécier le temps que cette réunion mettait à se faire, et il n'y a pas long-temps que, des appareils ayant été enlevés à des époques rapprochées de l'opération, on a pu surprendre le moment où ce fait avait lieu. M. Désormeaux, auquel appartient le plus grand nombre de ces tentatives, après avoir observé la réunion immédiate dans deux cas au quinzième jour, l'a récemment constatée dans une amputation de jambe au tiers supérieur, le sixième jour après l'opération. Dans celles que M. Verron m'a communiquée, la réunion était tout-à-fait accomplie le douzième jour. Dans l'amputation de cuisse sur laquelle M. A. Guérin a fait constater ce résultat à la Société de chirurgie, l'appareil avait été levé le treizième jour. Il faut évidemment attendre un plus grand nombre d'observations avant de pouvoir préciser la date où l'on pourra sans inconvénient, dans tel cas, lever un appareil sous lequel la réunion immédiate a été tentée. Mais le terme de dix jours paraît devoir être adopté (1).

Résections. — « Quoique les résections soient une des plus belles et des plus heureuses ressources de la chirurgie, on n'en a pas encore tiré un grand parti dans les blessures de guerre où elles sembleraient appelées à rendre de grands services. *L'absence des conditions hygiéniques favorables, le défaut* d'appareil et *de soins suffisamment éclairés* et *continus,* la *lenteur des guérisons* expliquent cette regrettable situation que l'on doit espérer temporaire et transitoire. »

Il semble, à lire ces lignes, que M. Sédillot ait prédit les avantages que le chirurgien peut demander maintenant aux pansements à l'ouate après les résections. Au point de vue qui nous occupe en ce moment, les condi-

(1) Ph. Boyer. Du pansement des plaies. Thèse de concours, 1842.

tions dans lesquelles se trouve placé le chirurgien, après
ces opérations, sont tellement identiques à celles qu'il
rencontre dans les tentatives de chirurgie conservatrice,
que je réunirai dans une seule description ce que je me
propose d'écrire sur les applications de l'ouate aux résections et à la conservation des membres.

Mais auparavant, il faut que nous attirions spécialement
l'attention sur ces applications, car elles remplissent
toutes les indications auxquelles doit satisfaire un pansement appliqué sur une résection, et il importe que la
conviction soit bien faite sur ce point.

Appliqué après une résection, le *pansement à l'ouate*
fixe le membre dans la position que le chirurgien désire
et l'y *maintient aussi immobilisé que l'appareil le plus inamovible*. Nous montrerons bientôt que cette immobilisation est obtenue sans qu'il soit nécessaire de recourir à
d'autres moyens que ceux que nous avons déjà énumérés ;
et chacun a pu voir, dans les hôpitaux, et surtout dans
le service de M. Alph. Guérin, des appareils confectionnés
avec de l'ouate et des bandes seulement, et qui, appliqués
à des résections, sur le coude par exemple, donnaient aux
membres opérés une situation aussi rigoureusement im-
mobile que pouvait le désirer le disciple le plus fidèle de
M. Ollier. Cette solidité du bandage et l'inamovibilité qui
en résulte ne pourront être obtenues que par des appareils dont la compression sera surveillée chaque jour avec
le plus grand soin : aussi les voit-on rarement réalisées
par les imitateurs du chirurgien de Lyon. Il n'y a qu'à
avoir touché, le lendemain de son application, un pansement à l'ouate, pour sentir que, si la compression n'est
pas complétée aussitôt, les parties qu'il doit maintenir ne
seront bientôt plus efficacement contenues. Le feutrage,
le tassement que la compression donne au coton dispa-
raîtraient, et les parties qui se sont moulées dans l'appareil, y prendraient une mobilité fâcheuse. C'est ce qu'on
observe fatalement lorsqu'une bande silicatée, appliquée
aussitôt sur l'appareil, prive désormais le chirurgien de

toute action sur cette compression qu'il ne peut plus restaurer. D'ailleurs, cette modification, déjà défectueuse, de
la méthode de M. Alph. Guérin, vient d'être encore modifiée. M. Ollier n'applique plus son pansement, ouato-
silicaté, que quarante-huit heures après l'opération (1).
On peut dire de la nouvelle manière, que ce n'est plus un
pansement à l'ouate.

Il est important, dans l'application de l'ouate *après les
résections*, de ne point faire de tentative de réunion immédiate et de disposer entre les extrémités des os réséqués de légers fragments d'ouate qui comblent peu à peu
l'intervalle qui les sépare; car il faut qu'une issue soit
laissée largement ouverte aux suppurations qui naîtront
forcément des circonstances opératoires. Le plus souvent,
la production du pus est restreinte sous un appareil
ouaté, mais si ce liquide ne trouve pas un écoulement
facile, il peut produire des fusées purulentes ou des décollements plus ou moins étendus.

Cela dit, d'une façon générale, sur les applications de
la méthode de M. Alph. Guérin aux résections, je passe à
la description des pansements à l'ouate dans les tentatives
de chirurgie conservatrice.

CHIRURGIE CONSERVATRICE. — Quelque soit le membre
compromis sur lequel on se propose de faire une tentative de conservation, il y a deux principes importants
dont il ne faut jamais se départir avant d'appliquer le
pansement à l'ouate. Le premier autorise l'espoir du chirurgien, le second le favorise en quelque sorte, en n'in-
troduisant pas dans les difficultés qui se présentent de
nouvelles complications. Ces deux principes sont vul-
gaires, mais ils doivent être rappelés ici, puisque c'est
pour les avoir négligés, que certains accidents se sont
produits sous les appareils dont je vais décrire le mode
d'application.

(1) Congrès de Lyon, 1873. — *Journal de méd. et de chir, prat.*, 1873,
art. 9601.

Avant d'enfermer dans l'ouate une fracture compliquée, quelle qu'en soit la cause, il *faut s'assurer de l'état de la circulation* et de l'innervation dans les parties situées au-dessous de la lésion. La cessation de ces fonctions est en quelque sorte la seule vraie indication de l'urgence d'une opération, tandis que la multiplicité des plaies et des fragments, les décollements, les ecchymoses, l'emphysème (1), etc., si la circulation persiste, ne peuvent que faire réserver la question de l'intervention. Les auteurs abondent en exemples (2) où le retard apporté à une opération a permis de conserver un membre fort utile à l'individu qu'on voulait mutiler, et « l'on ferait des volumes entiers, si l'on voulait rapporter l'histoire de tous les membres condamnés, que la résistance des malades ou d'autres causes semblables ont conservés (3). » Si l'on veut bien me permettre de faire allusion aux faits que j'ai vus dans différents services de chirurgie, je me persuade que les pansements à l'ouate serviront fidèlement l'instinct de la conservation, et qu'avec leur aide, la chirurgie peut désormais entrer dans une voie encore plus résolument conservatrice que celle qu'elle parcourt en ce moment (4).

« Les membres particuliers sont iugez mortelz, dit Guy de Chauliac, quand les veines principales et les artères et les pores par où leur venait vie et estaient nourris et soustenus sont incisez et destruicts.... Les membres sont aussi iugez impotens à toujours, quand les nerfs, cordes et liens qui les gouvernaient sont tranchés et du tout des-

---

(1) Velpeau. *Médecine opératoire.* — Boureau. Thèse, 1856, Paris. — Gosselin, *Clinique chirurgicale*, t. Iᵉʳ, p. 239.

(2) Boucher. *Mémoires acad. de chir.*, t. II, p. 290. — Bagieu. Obs. de Delamotte. — Coutavoz. *Mém. acad. de chirg.* — Delamotte. Obs. ccclxxxix, etc. — Sédillot. Mém. cité, obs. ii, li, liii, cxxxv et suivantes. — Nicaise. Société de chirurgie, 1873, rapport de M. Tillaux.

(3) Faure. *Prix de l'Acad. royale de chirurgie*, t. III, p. 506. 1759.

(4) Guyon. *Chirug. cliniq.*, p. 233 et 303. — Sedillot. Du traitement des fractures des membres, etc., *Gazette médicale de Strasbourg*, 1870, nᵒˢ 20 et suivants.

truicts et perdent incontinent leurs opérations et commencent à ameigrir et estre deseichés (1). »

L'exploration des artères a donc une grande importance, et c'est pour l'avoir négligée, que, dans un cas, nous avons vu une tentative de conservation se terminer par une amputation spontanée sous l'ouate. Aussi bien, d'ailleurs, cet oubli serait trop facile à invoquer pour l'explication de certaines gangrènes observées sous l'appareil de M. Alph. Guérin, et l'on doit aux recherches intéressantes, que M. Verneuil a dirigées et poursuivies dans ce sens, des explications très-précieuses pour rendre compte de ces mortifications survenues, avec ou sans appareil contentif, dans le cours du traitement de certaines fractures comminutives (2). Nous les retrouverons quand il faudra répondre aux médecins qui font procès à l'ouate et lui imputent des fautes dont elle ne peut, comme j'espère bien le prouver, être rendue responsable.

Un second point très-important, est de ne pas faire sur le membre blessé la moindre opération qui n'ait pour but le soulagement du patient (3). Aussi, après les premiers soins, n'y a-t-il que les esquilles primitives (4), celles qui sont tout-à-fait détachées qu'il faut enlever. Toutes celles qu'un lien quelconque, des lambeaux retiennent encore, doivent être scrupuleusement respectées, et le seul souci du chirurgien ne sera plus que le pansement du blessé.

Au début d'un traitement, dont l'immobilisation doit être l'un des plus précieux auxiliaires, ne point toucher aux fragments vivaces, ne pas explorer la plaie en tous sens, n'enlever que les parties qui sont complètement séparées, sans faire la recherche des corps étrangers situés trop profondément... c'est déjà de l'immobilité.

Nos maîtres recommandent presque tous aujourd'hui

---

(1) *Guidon en français pour les barbiers et chirurgiens,* 1571, p. 150.
(2) Bulletins de la Société anatomique, 1872.
(3) Gosselin. *Cliniq. chirurg.,* t. Ier, 1873.
(4) Dupuytren. *Cliniq. chirurg.,* 1838. — Follin et Duplay. *Patholog. externe,* p. 807, t. II.

cette pratique, mais il s'en faut qu'elle ait toujours été aussi unanimement adoptée. Ainsi, pour les plaies par armes à feu, les débridements, les dilatations, la recherche des esquilles et des corps étrangers constituaient la règle habituelle dans la chirurgie militaire (1), et Boyer l'enseignait encore. Cependant ces procédés n'étaient déjà plus défendus par tous les chirurgiens, et dans une de ses cliniques, à l'hôpital de la Charité, Deschamps disait : « Je ne puis être de l'avis des chirurgiens militaires sur la recherche et l'extraction des corps étrangers. Il serait bien important de se pénétrer de cette vérité, que ce n'est pas la présence de la balle qui cause et même entretient les accidents, mais bien le désordre affreux qu'elle a déterminé par sa course à travers les parties molles qu'elle a brisées ou détruites. La balle extraite, les désordres et toutes leurs suites n'en existeront pas moins ; et, de plus, les *recherches inutiles* et les *incisions téméraires* que l'on fait pour découvrir une balle, surtout dans l'état de commotion ou d'ébranlement où se trouve la partie blessée, ne peuvent qu'ajouter aux accidents. Rapportons-nous à la nature, tôt ou tard elle se débarrassera de ce corps étranger avec douceur, lenteur, et surtout circonspection... A la journée du 10 août, j'ai eu, à mon hôpital et à la ville, plusieurs occasions d'observer des blessures par armes à feu ; nous n'avons fait ni dilatation, ni débridements, ni tenté l'extraction des corps étrangers. Nous n'avons employé ni les mèches, ni les sétons, mais nous avons combattu les accidents avec tous les moyens qu'indique la saine chirurgie, et nos blessés ont guéri.... Un jour viendra que la saine pratique proscrira toutes ces incisions et contre-incisions qui ne peuvent qu'être funestes aux blessés (2). »

La recherche des projectiles dans le cas où ils ne sont pas *facilement accessibles*, est très-nuisible à la guérison.

---

(1) *Mémoires de l'Acad. de chir.*, t. II.— BORDENAVE, p. 521-530. — CANNAC, p. 495. — BOUCHER, p. 290. — ANDOUILLÉ, p. 489.

(2) D'après les notes recueillies par CL. HERVEY, maître en chirurgie. Lettre à son fils. B. Hervey, interne des Hôpitaux, Décembre 1808.

« Dans aucun cas, dit M. Panas, nous n'avons fait de débridements préventifs, et nous n'avons qu'à nous applau-
dir de cette pratique. Chaque fois que le projectile ou tout
autre corps étranger pouvait être facilement extrait, nous
l'avons fait. Dans le cas contraire, au lieu de pratiquer des
débridements et de nous exposer à des recherches pénibles, nous avons préferé l'abandonner jusqu'au moment
où la suppuration l'entraînant au dehors, tout près de
l'orifice de la plaie, l'extraction en était rendue facile.
Cette conduite nous a réussi à merveille, et nous n'avons
eu qu'à nous féliciter de l'avoir tenue (1). »

« N'oubliez pas, dit M. le professeur Gosselin, que l'in-
troduction des instruments et surtout celle du doigt dans
une blessure récente, augmente, dans une proportion que
je ne veux pas exagérer, mais qui est réelle, les chances
d'intensité, et par conséquent de propagation aux parties
profondes, de l'inflammation suppurative. Les incisions
qui agrandissent les ouvertures, soit en vue de favoriser
ces mêmes explorations, soit sous prétexte de débride-
ment, augmentent également ces chances, car vous savez
que la réunion immédiate est d'autant plus difficile et
moins probable que les solutions de continuité ont plus
d'étendue (2). »

Dans les fractures compliquées, résultat des accidents
qui surviennent en si grand nombre dans les usines du
quartier de l'hôpital Saint-Louis, notre excellent maître,
M. A. Guérin, nous a bien souvent recommandé cette
abstention de toute manœuvre inutile, de toute exploration qu'il considérait comme très-fâcheuses ; et son enseignement, fruit d'une longue expérience, était de soustraire le malade, atteint de fracture avec plaie, d'abord
aux mouvements, et, le plus vite possible, aux influences
malsaines du milieu dans lequel il venait d'être amené.

Les esquilles isolées et libres, dit encore Sédillot (3),

(1) PANAS. *Gazette hebd.*, 1872, p. 359.
(2) GOSSELIN. *Clinique chirurgicale*, p. 519.
(3) SEDILLOT. *Gazette médicale de Strasbourg*, 1870.

doivent être extraites, mais nous conseillons de laisser en place et même de rapprocher de la diaphyse osseuse celles qui sont encore adhérentes et qu'on ne pourrait détacher sans blesser les parties molles et sans perte de sang. Ces esquilles sont vivantes et peuvent être absorbées en partie ou en totalité, ou se recouvrir de granulations, se réunir au cal et contribuer à fortifier ce dernier. L'extraction serait inutile, et comme il faudrait, pour l'exécuter, recourir à l'emploi du bistouri et des ciseaux, causer des délabrements et une aggravation du traumatisme, il paraît plus sage de s'abstenir. »

Arrivons donc, sans insister davantage, au pansement à l'ouate d'une fracture compliquée; et pour plus de facilité, nous choisirons le traitement d'une fracture de jambe. Il faut évidemment distinguer celles qu'une plaie considérable, une attrition plus ou moins violente, des fragments nombreux, etc., compliquent, et celles où les dimensions de la plaie, la communication avec une articulation voisine, etc., constituent une aggravation d'ordre différent.

Pour les fractures de jambe, compliquées, *immédiatement* (1), d'une plaie, le pansement à l'ouate peut être appliqué avec autant de sécurité que les appareils amovo-inamovibles, plâtrés ou silicatés, avec occlusion préalable, à l'aide du collodion ou de la baudruche collodionnée. Nous avons reçu communication d'une observation intéressante de M. le Dr Guichard, de Troyes, où le résultat récompensa la confiance que ce médecin distingué avait mise, dans l'emploi d'un appareil à l'ouate, en un pareil cas, et à propos duquel il développa d'utiles considérations à l'appui des services que cet appareil peut rendre aux praticiens (2).

Pour ces cas, les plus simples de ceux dont nous nous occupons, le pansement peut être appliqué absolument

(1) DEMEULES. Thèse de doct. 1871, Paris.
(2) *Bulletins de la Société médicale de l'Aube,* n° 5, p. 228.

comme s'il s'agissait d'une compression élastique; moins la bande dextrinée, c'est tout-à-fait l'appareil décrit par M. le docteur Pilate (1). (Appareils ouatés de Frédéricq Aug. (2), Burgraeve, Nélaton, F. Guyon, etc.) L'ouate, en s'imprégnant des liquides qui transudent assez abondamment par la plaie, constitue un très-bon moyen d'occlusion, et les couches d'ouate, bien régulièrement comprimées, donnent à l'appareil une consistance telle que l'immobilité en est aussi certainement réalisée que par un bandage confectionné avec du plâtre ou tout autre substance solidifiable.

Je m'arrête à la description d'un appareil ouaté, pour un cas de conservation d'une fracture de jambe comminutive et compliquée de plaie étendue.

Après les lavages, l'ablation des fragments complétement détachés, la recherche des vaisseaux qui donnent du sang et dont la ligature doit être préférée à l'emploi de tout autre moyen palliatif (3), la fracture sera réduite et le membre maintenu dans cette situation convenable.

Moins la multiplicité des fragments, c'est le cas d'un pansement après une résection.

En général, il ne faut pas chercher à rapprocher les bords de la plaie; au contraire, il est préférable de garnir, à l'aide de petits fragments d'ouate, non tassée, les anfractuosités de la plaie et les espaces compris entre les divers fragments. De cette manière on façonnera dans ce point un coussinet très-souple, très-élastique, par lequel la compression arrivera, mieux répartie, sur les fragments et les parties qui les entourent directement. Puis une grande lame d'ouate recouvrira toute cette partie du membre, sur laquelle on l'enroulera, pendant que les aides éléveront la jambe tout en la maintenant exactement dans la situation que la réduction lui a donnée.

(1) *De la compression dans le traitement des tumeurs blanches.* 1868.

(2) *Annales de la Société méd. d'émulation de la Flandre occidentale.* 1847.

(3) Accidents par l'ouate trempée dans le perchlorure de fer. Mémoire de M. Poncet. *Lyon méd.*, 1872, p. 326.

Lorsque la plaie est assez petite, malgré le nombre des fragments, on ne fait que la recouvrir exactement d'une lame d'ouate, sans en interposer entre les lèvres de la plaie, et dans plusieurs de nos observations on pourra lire que très-souvent, à l'ablation du premier appareil, on a constaté des réunions immédiates, la guérison, sans suppuration, de semblables lésions.

J'ai pensé, pour réaliser rapidement l'accolement du fourreau d'ouate à la partie sur laquelle on l'applique, à enduire préalablement celle-ci, à une distance plus ou moins éloignée du traumatisme, avec une solution de gomme arabique. Cet accolement s'effectue d'emblée et prévient efficacement l'issue, aux extrémités de l'appareil, des produits de sécrétion de la plaie. Un pansement à l'ouate qui laisserait ainsi échapper les liquides contenus dans l'appareil, deviendrait, par ce seul fait, rapidement défectueux, et l'obligation d'en réappliquer un autre contrarierait singulièrement les conditions d'immobilisation prolongée nécessaires à la consolidation, si lente à se produire, des fractures que nous étudions.

Les couches d'ouate sont donc successivement appliquées; le plus souvent, il faut avoir soin de laisser les orteils à découvert : toujours, il faut envelopper le membre, tenu dans une rectitude parfaite jusqu'au milieu de la cuisse. En même temps, il faut avoir soin de maintenir le pied exactement à angle droit sur la jambe et de le fixer dans cette position. « Une précaution essentielle, dit M. Panas, c'est que le pied soit immobilisé à angle droit : la conservation entière de la mobilité des articulations du pied, qui résulte de l'immobilité rigoureuse de celles-ci dans une position de repos (1) (c'est-à-dire de relâchement complet de tous les ligaments), est un point extrêmement important à noter de ce mode de traitement. » Dans le traitement des lésions traumatiques de la jambe,

(1) Panas. *Gaz. hebd.* 1872. — Courty. Congrès scientif. de Lyon. 28 août 1873.

dit-il ailleurs, « l'immobilité recherchée n'est réelle et absolue, comme elle doit l'être pour être efficace, qu'à la condition de comprendre à la fois les deux articulations du pied avec la jambe, et de la jambe avec la cuisse. C'est pourquoi nous faisons descendre la gouttière de plâtre jusqu'aux orteils, et monter jusqu'à mi-cuisse. C'est là, du reste, *une règle essentielle* dans le traitement des fractures qui remonte aux temps hippocratiques, sur laquelle on ne saurait trop insister et qui est applicable à toutes les fractures des membres, quelle qu'en soit la partie affectée (1). »

Il faut laisser les orteils à découvert, afin de surveiller l'état du membre, mais cela seulement dans les tentatives hardies de conservation. Grâce à cette précaution, M. le docteur Ledentu put surprendre l'imminence du sphacèle d'un membre fort compromis, sur lequel il avait essayé la conservation : l'amputation fut pratiquée sans retard. et le pansement à l'ouate intervint encore dans le salut de son opéré (2). Mais, dans les cas où l'examen des artères, la violence de l'attrition, le désordre des parties ne peuvent faire craindre une semblable complication, l'analyse des sensations du malade, l'examen répété matin et soir de la température, etc., permettront de surveiller, comme si on le voyait, l'état du membre qui aura été complétement enveloppé d'ouate, orteils compris. C'est pour le cas où ceux-ci auraient été laissés libres, que l'on retirera quelque avantage de la petite modification dont je parlais tout à l'heure, et qui a pour but de donner rapidement l'accolement du fourreau d'ouate, aux deux extrémités de l'appareil.

Quand la quantité d'ouate employée sera suffisante, on fera la compression, comme nous l'avons indiqué plus haut; dans un premier temps, on fixera la position de l'appareil; celle du pied, celle du genou seront particu-

(1) PANAS. *Loco. citat.* 1872.
(2) Communication orale de M. Ledentu.

3*

lièrement surveillées. Puis on donnera à l'appareil une forme et la consistance convenables ; enfin, les dernières bandes seront consacrées à donner à l'appareil le *jucundé* classique.

Ainsi constitué, le pansement à l'ouate nous a procuré un appareil qui met le membre dans des conditions d'immobilité aussi rigoureuse qu'on peut le désirer.

M. Ollier s'est préoccupé de donner aux pansements de M. Alph. Guérin plus d'immobilité, et j'ai signalé autrefois les inconvénients qui me semblaient résulter de l'artifice, défectueux suivant moi, auquel il a eu recours (1). Je pourrais encore prendre des arguments contre lui dans la pratique des chirurgiens qui ont voulu l'imiter, et répéter les récriminations de M. Gayet contre l'occlusion inamovible. En effet, sous l'enveloppe silicatée, on ne peut pas, chaque fois que cela est nécessaire, restaurer la compression ; or, la force élastique de l'ouate s'épuise au bout d'un certain temps, et il faut renouveler les appareils, s'ils ont été silicatés ou dextrinés, comme le faisait le professeur Nélaton dans le traitement des tumeurs blanches (2). Pour M. Gayet, la déception a été cruelle : « Mettre les plaies à l'abri de tout mouvement, c'était, à son avis, le grand mérite du pansement, et voilà que, au sein de ces appareils monstrueux, les parties ne tardent pas à remuer comme une noix sèche dans sa coque (3). » M. Gayet a observé en grand les inconvénients du pansement de M. Ollier, parce qu'il « professe peu d'estime pour les procédés dont la valeur semble reposer toute entière sur les minuties, dans les détails de l'exécution. *Il pense* avoir *rigoureusement* suivi les principes sur lesquels repose la méthode nouvelle, mais *il s'est volontairement éloigné* des pratiques qui ne lui semblent être que des trompe-l'œil (4). » Avec de tels principes, il n'eut plus

(1) *Archives de médecine,* 1872.
(2) Pilate. *Doct.* 1868.
(3 et 4) Gayet. *Lyon médical,* 1er sept. 1872.

manqué qu'il réussît encore mieux que M. Ollier!

Le procédé le plus simple pour donner quelque apparence d'inamovibilité plus grande, consiste, ainsi que je
l'ai vu faire plusieurs fois, à mettre de chaque côté du
membre, ainsi enveloppé, deux attelles que des lacs maintiennent au niveau de la cuisse, de la jambe et du cou-de-
pied. Ces attelles peuvent être prises dans n'importe
quelle variété de ce genre d'appareils, mais je ne crois
pas que, avec le volumineux manchon qui éloigne la partie
blessée de ces attelles, celle-ci soit très-immobilisée par
ces dernières. Je ne les condamnerais pas, si elles doivent
décider la confiance des praticiens dans le pansement à
l'ouate, et l'on pourra consulter à ce sujet l'intéressante
observation que je dois à la parfaite obligeance de M. le
professeur Verneuil. Un de ses malades était atteint d'une
fracture comminutive, compliquée de plaie, de l'extrémité
inférieure de l'humérus droit ; de plus, des délabrements
considérables existaient au tarse avec écrasement du
cuboïde, plaies et décollements étendus dans les parties
molles, au niveau des deux malléoles. M. Verneuil décide
la conservation, sous l'ouate, des deux membres aussi
gravement atteints. M. Bourdon, alors interne de son
service, exécute avec le plus grand soin les deux appareils, et la fracture du coude fut maintenue dans la position demi-fléchie, par un appareil ouaté sur lequel furent
appliquées deux attelles en fil de fer. Cet appareil fut
enlevé après *quarante jours*, et il avait si bien immobilisé
le bras, que non-seulement la fracture sus-condylienne
de l'humérus était guérie, mais encore qu'une autre fracture du même humérus, au tiers supérieur, qui n'avait pas
été remarquée, « était admirablement bien consolidée. »

Ces cas de fractures multiples sur un même membre,
sont précisément ceux où il faut donner un peu d'aide à
la compression élastique, pour réaliser une immobilisation convenable (1). Ainsi, j'ai vu des fractures, avec plaies

(1) Cadiat. De l'immobilisation dans le traitement des fractures compliquées. *Gaz. hebd.*, p. 588. 1873.

énormes, de l'humérus et de l'avant-bras du même côté. Du poignet à l'épaule, cela faisait cinq centres de mouvements. Il est incontestable que l'appareil ouaté n'aurait pas donné, dans ce cas, une immobilité suffisante pendant tout le temps que demandait le traitement. M. Tillaux fit mouler à la partie postérieure du membre, demi-fléchi au niveau du coude, une attelle plâtrée; et quand ce squelette externe fut solidifié, il fit appliquer par dessus un appareil ouaté, suivant les règles ordinaires. Tout alla à merveille et le blessé guérit sans le moindre accident. C'est à ce dernier procédé qu'il faut reconnaître le plus d'efficacité pour parfaire l'inamovibilité que donnent les appareils à l'ouate soigneusement exécutés. Afin d'éviter les effets de la compression directe de l'attelle plâtrée sur le membre, on fera bien d'interposer entre eux une petite couche de coton.

Encore plus que pour une amputation, la compression devra être soigneusement surveillée, la courbe thermométrique consultée matin et soir, et les taches qui apparaissent à la surface de l'appareil aussitôt lavées avec l'acide phénique au dixième et recouvertes d'ouate. C'est dans le traitement des fractures compliquées qu'il faut s'ingénier à éviter tout ce qui peut être l'occasion d'un mouvement pour la partie blessée. Un appareil, souillé par le pus, devient infect et provoque des accidents fébriles : on l'enlève et tout revient dans l'ordre; mais cette opération ne peut être faite sans mouvement, sans douleur, et nous tenons à affirmer qu'en neutralisant ces taches avec la solution concentrée d'acide carbolique, en lavant avec soin les écoulements de pus qui se sont produits aux extrémités de l'appareil, on peut, pendant un très long temps, épargner au malade les ennuis, les inconvénients, les dangers d'un pansement complètement renouvelé (1).

Tant que le malade ne souffre pas, tant que le pansement

____

(1) Ces précautions ont été déjà signalées avec plus de détails, pages 27 et 28.

demeure bien fait, on peut le laisser en place. Ce n'est que, au bout de quarante, cinquante jours, au moment où expire en quelque sorte le délai jugé le plus favorable à ces consolidations, que l'on peut enlever l'appareil pour surveiller les progrès de la guérison.

Dans nos observations, on trouvera plusieurs exemples de guérison constatée à cette époque; mais *on ne doit enlever un appareil bien fait que quand on croit arrivé le moment présumé de la cicatrisation.* Quelque habileté qu'on mette dans l'exploration, quelque réserve que l'on s'impose, si l'ablation de l'appareil est prématurée, inutile, il faudra enlever et rétablir le pansement, imprimer des mouvements, palper le siége de la fracture, etc., et cela, toujours au prix de souffrances assez vives dans le moment, d'agitation et d'insomnie pendant plusieurs jours après (1).

Jusqu'ici je n'ai pas parlé, avec intention, d'une modification que M. Verneuil a apportée aux pansements à l'ouate. Je m'étais réservé de l'indiquer ici, au moment du traitement des fractures compliquées, où leur emploi me parait pouvoir offrir quelques avantages. Je ne le conseillerais pas au début de l'intervention chirurgicale, parce que je ne crois pas qu'il puisse donner la solidité, l'immobilité nécessaires aux pansements destinés à la conservation. Mais une fois passée la période des grandes complications, quand tout a marché à souhait, et qu'alors on décide la continuation du traitement avec les mêmes appareils, j'aurais très-volontiers recours à la manière de faire qu'emploie M. Verneuil, et cela parce qu'elle permet d'éviter, pendant la nouvelle application, un certain nombre de mouvements à la partie blessée (2). Voici ce moyen : M. Verneuil dispose avec de l'ouate plusieurs appareils de Scultet superposés : ceux-ci sont appliqués

(1) Obs. ROBERT DE LATOUR. *Tribune médicale.* 1873.— AMB. PARÉ, page 283, édit. 1840, tome II.

(2) VERNEUIL. Congrès de Lyon, 1872.

successivement, en imbriquant aussi exactement que possible les lames de coton; un appareil de Scultet ordinaire, en bandes de toiles, termine l'appareil. Une jambe fracturée, ainsi pansée et placée dans une gouttière garnie, se trouve certainement dans les conditions que, à cette période du traitement, il faut demander aux appareils de M. Alph. Guérin.

Les règles d'application, que je viens de décrire pour le traitement d'une fracture compliquée de la jambe, s'appliquent évidemment, sans qu'il soit nécessaire d'entrer dans plus de détails, à une lésion du pied ou de l'articulation tibio-tarsienne, du genou ou de la cuisse. Seule, la hauteur à laquelle doit arriver le bandage varie. Ainsi, dans ce dernier cas, l'appareil doit remonter jusqu'à la hanche et envelopper le bassin.

A ce propos, je signalerai les heureux effets obtenus par cet appareil dans le traitement de la coxalgie au début, grâce à l'immobilisation réalisée, comme on doit le rechercher en premier lieu dans le traitement de cette maladie. Je constate encore, sans y insister plus, sur les bons résultats obtenus par M. Alph. Guérin, avec ses appareils, contre le mal perforant. En évitant, à l'aide de nombreuses couches d'ouate, les fâcheux effets de la compression directe sur les parties atteintes, il a pu déterminer, par ce seul moyen, la guérison de plusieurs cas de cette rebelle affection (1).

Pour le membre supérieur, j'ai plusieurs remarques à faire à propos du segment de cette partie, sur laquelle le pansement est appliqué.

Prenons d'abord le cas le plus simple : une fracture comminutive de l'avant-bras. Lorsque le chirurgien sera arrivé à l'application de l'appareil ouaté, après avoir recouvert la plaie et le siége de la fracture (ou de la résection, si cette opération a été faite), avec une lame d'ouate,

(1) MAUREL. Thèse de Doct. 1872. — DUPLAY et MORAT. *Archives de médecine.* 1873.— JOLY. Thèse de Doct., Paris, 1872.

il faudra confectionner une sorte de gouttière avec une
lame épaisse de coton. On enroulera celle-ci suivant deux
de ses bords, jusqu'à ce qu'ils représentent deux attelles
souples. Sous la compression, ces bords enroulés deviendront aussi solides que deux lames de carton, et rempliront, au niveau de l'espace inter-osseux, le rôle des compresses graduées.

Le poignet et le coude seront compris dans l'appareil,
afin de réaliser les meilleures conditions d'immobilisation.

Au coude, qu'il s'agisse d'une fracture ou d'une plaie
communiquant avec l'articulation, ou bien d'une fracture
compliquée de l'extrémité des os qui concourent à la formation de cette jointure, l'appareil devra fixer le membre
à peu près dans la flexion à angle droit, l'avant-bras étant
en demi-pronation (1). Dans tous les cas que nous avons
observés de ce genre de lésions, la guérison a été rapidement obtenue, et, plusieurs fois, l'intégrité des mouvements de l'articulation a été constatée au moment de la
levée du premier appareil.

Le pansement applicable aux lésions de l'épaule (fractures, résections, amputations), est tout-à-fait semblable
à celui que M. Alph. Guérin a maintes fois appliqué dans
les amputations du sein. Je n'insiste pas en ce moment
sur ce point, que je vais d'ailleurs traiter dans un instant.

Pour les plaies de la main et des doigts, le pansement
à l'ouate rend des services incontestables (2). Mais pour
que de bons résultats soient obtenus, il ne faut pas seulement envelopper le doigt blessé ou la partie atteinte,
mais bien la main tout entière, jusqu'à la moitié de
l'avant-bras, quel que soit le point malade.

Même pour les plaies les plus simples des doigts, il y a
plusieurs circonstances qui éternisent la lésion la plus
bénigne en apparence, et que le pansement au coton,

(1) Amb. Paré, page 114. édit. 1840, tome II.
(2) Guyon. *Chir. cliniq.*, p. 530.

disposé comme nous allons le dire, éloigne nécessairement. Outre la protection que le coton donne à la plaie
elle-même, comme le ferait n'importe quelle autre substance, la manière dont on l'emploie contraint toute la
main à une immobilité absolue, et, par conséquent, évite
le retentissement des mouvements inconscients, qui se
produisent dans les doigts sains, lorsqu'ils ont été laissés
libres ; l'appareil préserve encore la partie affectée des
contusions, des froissements, des refroidissements, qui
sont en grande partie la cause de la durée et des complications de ces lésions.

Le doigt blessé sera donc soigneusement enveloppé
d'ouate, puis chacun des autres doigts sera aussi scrupuleusement enveloppé de coton ; alors, après les avoir
réunis l'un à côté de l'autre, sans superposition, et le
pouce étant appliqué dans la paume de la main, on recouvrira le tout d'un appareil ouaté. Une compression énergique, encore mieux soignée que dans les autres cas, sera
exercée ; sans quoi, le chirurgien pourra se reprocher les
fusées purulentes à venir. J'ai rapporté plusieurs cas où
cette complication, inévitable en apparence, fut certainement écartée par le pansement qu'avait appliqué
M. Alph. Guérin, et, dans une observation d'amputation
du poignet, il est vrai, que j'ai reçue avec le plus vif
plaisir de M. le docteur Crussard, de Neufchâteau, on
verra comment un pareil accident fut habilement combattu et réprimé à l'aide d'une application méthodique de
l'ouate.

Il faut veiller avec un soin extrême à ce que la compression ne cesse pas un moment d'être parfaitement
exacte, de même qu'il faut minutieusement prendre garde
que les doigts ne se superposent pas, parce qu'il en résulte
des douleurs et aussi une plus grande lenteur du retour
de la motilité dans ces organes après la guérison (1).

____

(1) TESSIER. *Mémoire sur les effets de l'immobilité des articulations*. 1841.
— BONNET. *Traité des maladies des articulations*.

Aussi, dès que cet inconvénient est signalé par le malade, il faut y remédier et cela sans qu'il soit besoin de défaire tout l'appareil. Les bandes seulement et les premières couches d'ouate seront enlevées, et à travers les couches du pansement les plus rapprochées des doigts, on remettra ceux-ci dans une situation convenable. Il n'y aura plus alors qu'à reconstituer l'appareil.

L'accolement des couches d'ouate aux parties blessées est quelquefois telle, que, au premier pansement, il est impossible de séparer le coton de la plaie à laquelle il adhère. Le sang a formé là un magma, une sorte de croûte sous laquelle la cicatrisation s'effectue avec une quantité insignifiante de pus. Il ne faut jamais insister pour enlever cette couche protectrice, et, dans ces cas, il suffira de savoir attendre pour ne pas compromettre une guérison qui est en bonne voie.

APPLICATIONS PARTICULIÈRES. — M. Alph. Guérin a encore appliqué les pansements à l'ouate après les amputations du sein et dans les décortications du testicule, pour des hématocèles.

Qu'il s'agisse d'une amputation du sein, d'une résection de l'épaule ou de l'acromion, d'une fracture compliquée de l'humérus à la partie supérieure, etc., le pansement n'est bien supporté par les malades que si le membre supérieur est situé, à l'intérieur de l'appareil, dans une position de demi-flexion, les doigts étant en préhension et la paroi thoracique séparée du bras et de l'avant-bras par une couche très-épaisse d'ouate. En rendant inutiles toutes ces conditions, la désarticulation de l'épaule facilite singulièrement l'application d'un bandage ouaté, régulier, sur la partie supérieure du thorax.

Après l'amputation du sein, on peut tenter sous l'ouate la réunion immédiate.

Si le chirurgien désire, au contraire, faire suppurer la plaie, il faudra garnir soigneusement toutes ses anfractuosités avec des flocons d'ouate, et remplir progressivement la plaie béante qui résulte de l'extirpation. Ce temps du pansement à l'ouate doit toujours être particulièrement surveillé, après n'importe quelle opération. En effet, par lui, on protège sans retard la plaie contre les influences malsaines qui pourraient lui venir du dehors, on la défend des impressions pénibles que pourraient occasionner une température trop basse, un courant d'air trop vif, etc.; l'ouate possède aussi contre l'écoulement sanguinolent, qui se continue encore un peu après l'opération, une efficacité qu'il ne faut pas négliger.

La plaie étant protégée par l'ouate, on s'occupera de faire un appareil roulé, avec du coton, sur tout le membre supérieur, du côté du sein opéré. Puis on enveloppera la région thoracique, depuis le cou jusqu'à l'ombilic, dans de l'ouate : alors le bras et l'avant-bras seront placés dans cet appareil, en ayant soin de laisser aussi entière que possible la liberté du bras situé au côté opposé de l'opération. On aura eu soin de mettre dans la paume de la main un tampon de coton ou une compresse roulée, afin d'éviter au malade une fatigante douleur de ce côté. L'avant-bras et le bras *seront maintenus* fléchis à angle droit, le bras s'appuyant sur la paroi correspondante de la poitrine. Il est très-utile de fixer et de maintenir le membre supérieur dans cette position, à l'aide d'une écharpe : on prévient ainsi les effets de son propre poids sur les déplacements que favorisent encore d'autres causes, les mouvements respiratoires en particulier.

Avant de commencer l'application des bandes, il faut s'assurer qu'il y a assez d'ouate au niveau du sein opéré et du coude situés dans l'appareil. Pour cela, on exerce en ces deux points une très-énergique compression sur le pansement, en surveillant bien les sensations que trahit le visage de la malade : le coude doit être particulièrement interrogé à ce sujet, car la compression serait intolérable s'il n'était pas suffisamment protégé. Le bandage est alors appliqué comme pour l'appareil de Desault ou de Velpeau. Une attention spéciale doit être apportée à l'exacte application des bandes à la partie inférieure et supérieure, ainsi qu'au soutien que celles-ci doivent fournir au coude et à l'avant-bras du côté opéré.

En général, cet appareil, qu'on réalise difficilement très-bien, ne peut pas rester appliqué plus longtemps que dix jours. Quand on essaie la réunion immédiate, cela suffit ; mais dans certains cas, l'abondante suppuration que produit cette grande surface de la plaie non réunie, amène des excoriations sur la peau de cette région sensible, et une telle odeur, si elle parvient au dehors de l'appareil, que les malades en sont très-incommodées, et par leurs réclamations incessantes en font bientôt faire un renouvellement trop fréquent.

D'autre part, j'ai aussi entendu reprocher à l'application de l'ouate après les amputations du sein, qu'il était difficile de surveiller, sous cette carapace, les complications thoraciques qui peuvent se produire, et j'ai reconnu la justesse de ces reproches dans un cas que M. Tillaux me fit voir dans son service, à l'hôpital Saint-Louis (1872).

J'ai néanmoins décrit minutieusement la manière de faire cet appareil dans cette région, parce que dans certains hôpitaux, déplorables au point de vue de l'hygiène, il constitue en quelque sorte le seul bon moyen connu que le chirurgien puisse employer pour favoriser le résultat d'une opération dont la guérison est la promesse, mais pas assez souvent la récompense.

Pour ma part, dans ces cas, je n'ai pas vu faillir le pansement à l'ouate, et je ne l'abandonnerais que pour celui que M. le professeur Verneuil a si heureusement emprunté à la méthode de Lister (1), méthode qui, comme on le sait, a tant de rapports, au point de vue du but poursuivi et atteint, avec celle de M. Alph. Guérin (2).

Je ne pense pas qu'il soit nécessaire d'indiquer les modifications que comporte l'appareil appliqué à une opéra-

---

(1) *Journal de Méd, et de Chir. pratiques*, 1872, page 346.
(2) *Pansements à l'ouate*, p. 33. — *Bulletin de thérapeutique*, 30 oct. 1871.

tion pratiquée sur l'épaule, ou sur le dos, ou encore à une fracture compliquée de l'extrémité supérieure de l'humérus; il est trop facile de les déduire des règles que nous venons de donner.

Ici se terminerait la description que comportent les appareils à l'ouate suivant les régions où ils sont appliqués, si je ne tenais à signaler quelques faits exceptionnels où l'emploi de la méthode fut suivie d'un heureux résultat. Ils apportent d'ailleurs quelques témoignages de plus à la démonstration que j'ai tentée en faveur des pansements de M. Alph. Guérin.

Dans son service, j'ai eu l'occasion de voir *sept fois* pratiquer la décortication du testicule, pour des hématocèles de la tunique vaginale (1). Dans les trois premiers cas, la mort survint; dans les quatre derniers, la guérison fut obtenue : dans l'intervalle qui sépare ces deux séries si différentes, mon maître avait imaginé les pansements à l'ouate. D'une application fort difficile dans cette région où les fonctions de tant d'organes doivent être respectées, les pansements à l'ouate ne peuvent être alors laissés en place que peu de temps, cinq jours au plus; et il n'y a pas de règle à donner pour leur application que celle-ci : réaliser autant que possible les conditions sur lesquelles nous avons déjà tant insisté. Après avoir décrit les dangers de ces opérations (2) et cherché les moyens de les éviter, M. le professeur Gosselin a déclaré qu'il n'hésiterait pas aujourd'hui à employer l'ouate en pareil cas (3).

Après un évidement du grand trochanter pratiqué pour une carie de cet os, M. L. Labbé eut recours à un pansement au coton, et conserva, à l'hôpital de la Pitié, le blessé qui avait subi cette sérieuse opération.

M. le docteur Tillaux fit aussi une très-heureuse application, à l'hôpital Saint-Antoine. Il avait été forcé d'en-

---

(1) A. GUÉRIN. *Chirurgie opératoire.*
(2) PANAS ET DEMARQUAY. *Société de chirurgie.* 1868.
(3) GOSSELIN. *Cliniq. chir.*, p. 132.

lever, à ciel ouvert, un corps étranger du genou. Pour éviter les terribles conséquences d'une semblable opération, cet habile chirurgien recouvrit la plaie et tout le membre, d'un bandage ouaté sur lequel il établit une solide compression, et il eut la satisfaction d'obtenir ainsi la guérison de son malade. Plusieurs fois, M. A. Guérin n'a pas craint d'ouvrir largement une articulation du genou dans des cas de suppuration prolongée, sûr qu'il était de trouver dans sa méthode un remède efficace contre les dangers qui suivent ordinairement cette opération.

Je citerai encore l'emploi heureux que fit M. Verneuil, après une opération de hernie étranglée.

Enfin, le 24 mai 1871, on apportait à l'hôpital Saint-Louis, un enfant de neuf ans, Krisnaker, que, au premier abord, on crut éventré par un obus. L'os iliaque du côté gauche était mis à nu et fracturé ; la paroi abdominale, dilacérée depuis l'ombilic jusqu'à l'orifice externe du canal inguinal et à la hanche du même côté, avait été enlevée presque si complètement, que, à chaque inspiration, les anses intestinales se dessinaient en relief sur la mince couche qui les rcouvrait. Ma seule préoccupation fut de placer ce malheureux être dans un appareil, qui lui permît de mourir tranquille, et j'appliquai, séance tenante, un appareil à l'ouate qui, entourant toute la cuisse du côté gauche, venait recouvrir l'abdomen et la poitrine. Le tout fut recouvert d'un bandage compressif, et ..... le malade a guéri.

Je ne peux pourtant me défendre de croire que, dans tous ces cas, l'ouate est intervenue d'une façon salutaire pour la conservation des opérés !

CHAPITRE II.

I.— Conservation des Opérés.

Je ne voudrais pas être accusé d'une partialité trop grande dans l'étude que j'entreprends, et de laquelle doivent ressortir, d'abord les mérites qui recommandent la méthode de M. Alph. Guérin pour la conservation des opérés ; puis, les avantages qui signalent son application à la chirurgie conservatrice, et les modifications pratiques enfin qu'elle peut apporter dans l'intervention chirurgicale.

Je sais les résultats heureux que réalisent les pansements simples, le perchlorure de fer (1), l'acide phénique (2), l'alcool (3), la méthode antiphlogistique (4), et les appareils inamovibles (5) avec ou sans occlusion, etc.; je sais encore les succès que les chirurgiens peuvent obtenir à l'air libre (6), sans aucun appareil; aussi je n'ai

(1) Bourgade. *Congrès médical international,* 1867, p. 224.— Fouilloux. Thèse de Doct. Paris, 1872.

(2) Lister, Holmes. *A system of surgery.* 1871. — Terrier. *Arch. de méd.,* Nov. 1871, traduction. — Lucas-Championnière. *Journal de méd. et de chir. pratiques.* 1869, et Nov. 1873.

(3) Chedevergne. *Bulletin de thérapeutique,* 1861. — Marc Sée. Société de chirurgie, 1866.— De Gaulejac. Doct. 1864. Paris.— Marvy. Doct. 1865. Paris. — Hippocrate, traduction Littré, p. 401.

(4) Panas. *Gazette hebd.* 1872.— Boucher. *Acad. de chirurg.,* t. II, p. 302.

(5) Maisonneuve, Van de Loo. — Hergott. Société de chirurgie, 1873. — Sarazin. *Arch. de médecine.* Sept. 1871. — Terrier. *Petite chirurgie de Jamain,* etc.

(6) Bouisson. *Ventilation des plaies. Tribut à la chirurgie,* tome II, p. 152. — Bérenger-Féraud. *Bullet. de thérapeutique.* 1866. — Retzinger. Thèse d' Strasbourg. 1859. — M. le docteur Wys m'a remis une note sur la pratique de M. Rose, chirurgien de l'hôpital de Zurich; je lui fais ici mes sincères remercîments.

nullement la prétention de condamner et de faire rejeter toutes ces méthodes, à l'appui desquelles je pourrais apporter des observations assez convaincantes. Mais je veux montrer que « *le pansement à l'ouate est un moyen de plus à ajouter à ceux qui mettent les amputés et les blessés* « *dans les meilleures conditions pour guérir* (1). »

J'ai déjà fait l'étude des avantages de cette méthode après les amputations, et je n'y reviendrai ici que pour la défendre des attaques dont elle a été l'objet. Cette discussion me permettra d'ailleurs d'établir plus solidement certains d'entre eux.

Pour ce qui est de son efficacité après les opérations, il suffit de faire appel à ses souvenirs et de parcourir aujourd'hui une salle de chirurgie. On voit maintenant des amputés guéris dans ces hôpitaux que M. Verneuil appelait récemment d'un nom si funèbre, et, *dans ces nécropoles assermentées,* le nombre des opérations qui apportent le salut aux malades, a augmenté de la façon la plus saisissante. Pour moi, qui, comme la plupart des élèves de ma génération, ai débuté à Paris par l'étude de la chirurgie, auprès de maîtres justement réputés, je n'ai pas conservé le souvenir d'y avoir vu guérir une seule amputation. Il en était sans doute ainsi depuis quelque temps à entendre la surprise d'un jeune chirurgien qui, visitant les amputés de M. Alph. Guérin, à l'hôpital St-Louis, disait : « Je n'ai jamais vu dans un hôpital tant d'amputés bien vivants. » C'était dans ce même hôpital que, quelques années auparavant, un chirurgien des hôpitaux avait eu la cruelle déception de perdre tous ses amputés : résultat tellement désolant qu'il n'avait pas voulu continuer à y faire de la chirurgie, et qu'il avait abandonné la place pour obtenir ailleurs plus de satisfaction.

Comment pourrais-je me défendre de quelque enthousiasme à défendre et à constater les résultats d'une méthode, à la découverte et aux progrès de laquelle une

____

(1) Pansements à l'ouate. 1871.

bonne fortune extrême m'avait permis d'assister, dans le
service même de M. Alph. Guérin? Il faut lire la remarquable improvisation que M. le professeur Verneuil fit sur
cette découverte, au Congrès scientifique de Lyon (1).
« Nous venions, dit-il, de traverser une crise chirurgicale
très-intense et telle qu'aucun de nous n'en avait jamais
vue. Depuis près de huit mois, nous traitions ces terribles
plaies par armes à feu, que la science funeste de la guerre
rend de jour en jour plus meurtrières et qu'avaient encore
aggravées, pendant le premier siége, une température
très-froide et des privations de toutes sortes.... Le second
acte du drame n'avait pas été moins sinistre. Le soleil
était bien revenu, les ressources matérielles ne faisaient
plus défaut en avril, mai et juin, mais en revanche les
champions de la révolte présentaient les conditions orga-
niques les plus détestables, un état continuel de surexci-
tation et une intoxication alcoolique des plus intenses....
*Tout était infecté et la pyohémie sévissait avec une extrême
rigueur*. Aussi perdîmes-nous presque la totalité des blessures graves et bon nombre de celles qu'on eût facilement
sauvées en temps ordinaire.... Alors plus d'indications
précises, plus de prévisions rationnelles : abstentions,
conservations, mutilations restreintes ou radicales, débri-
dement préventif ou consécutif, extraction précoce ou
retardée des projectiles et des esquilles, pansements rares
ou fréquents, émollients ou excitants, secs et humides,
avec ou sans drainage, *rien* ou *presque rien ne réussissait*.
» On peut se figurer à quel degré d'incertitude et de
découragement profond nous étions arrivés. A nos côtés,
dans les salles de l'hôpital Lariboisière, le docteur Cusco
n'était pas plus heureux, et des renseignements venus du
dehors nous enseignaient que dans les autres hôpitaux
les résultats étaient généralement aussi désastreux.
» Sur ces entrefaites, nous apprenons qu'un de nos
collègues, pratiquant dans un grand hôpital, et qui, pen-

(1) Verneuil. Du pansement ouaté. Lyon, 1872.

dant le siége, n'avait pas été plus heureux que nous, *obtenait* maintenant *des succès en grand nombre;* il sauvait une forte proportion de ses amputés et de ses blessés gravement atteints.

» Nous allâmes aux renseignements, à la bonne source, interrogeant directement notre éminent ami, M. le docteur Alphonse Guérin, chirurgien de l'hôpital St-Louis.... Pour toute réponse, il nous convia à venir voir dans son service *les opérés* qui s'y trouvaient *en grand nombre......* Quelle que, fût la doctrine, la question du fait était tranchée à mes yeux. »

Jamais les circonstances en effet ne furent hélas ! mieux disposées pour décider la conviction : Blessures, blessés, milieu, tout était comparable; seul le mode de pansement était changé. Or, sur quarante amputations environ qui furent faites dans chaque hôpital, on espérait ici une, là deux guérisons ; les privilégiés en comptaient jusqu'à trois. A l'hôpital Saint-Louis, M. Alph. Guérin avait dix-neuf amputés guéris sur trente quatre opérés; et encore, il comptait parmi ces derniers quelques blessés, que M. Letiévant lui-même permettrait de retrancher. L'évidence était palpable.

L'an dernier, M. Tillaux, qui succédait à M. A. Guérin dans son service de l'hôpital Saint-Louis, a continué la tradition et les succès du pansement à l'ouate. Souvent il a bien voulu me confier la confection des appareils ouatés après ses opérations, et je suis heureux de lui exprimer toute ma gratitude pour la marque de confiance qu'il me donnait ainsi, et que ses internes me permirent gracieusement de partager avec eux.

Si je cherche d'autres témoignages, je les trouve dans tous les hôpitaux généreusement mis à ma disposition par les chefs de service, et consignés dans les intéressantes observations que m'ont communiquées leurs internes.

Je ne rappelle donc plus que les succès obtenus dans les tentatives de réunion immédiate après les amputations, les guérisons fréquemment observées après les grandes opérations, la désarticulation de la hanche même, etc., et je pense être arrivé à la démonstration de ce fait que, en thèse générale, le chirurgien possède aujourd'hui dans le pansement à l'ouate un moyen trèsefficace pour la conservation de ses opérés.

Cette affirmation est d'ailleurs soutenue maintenant par les maîtres, qui ont fait de cette méthode une étude consciencieuse et des applications réitérées (1) « C'est dans les amputations, dit M. Guyon, que *le pansement à l'ouate* nous a paru de nature à rendre les plus grands services et c'est surtout ce qui lui créera les plus grands titres à la reconnaissance des praticiens..... Ce mode de pansement *offre pour les amputés en particulier, un bon moyen* de plus, et *l'un des plus surs à ajouter à ceux qui les placent dans les conditions favorables à la guérison.* (2)

M. le Professeur Gosselin, que certaines circonstances ont mis dans des conditions défectueuses pour recueillir constamment les succès espérés, a résumé ainsi son appréciation sur le pansement de M. Alph. Guérin : « En somme, ce que j'ai vu des effets de ce pansement m'autorise à vous dire *qu'il satisfaisait mieux* et *plus simplement que tout autre*, à *l'indication de soustraire les plaies au contact de l'air*, qu'il supprime ainsi une des causes de la décomposition putride qui engendre la septicémie, et que, pour ces motifs, il doit être mis en usage. » (3)

« Enfin, dit M. le Professeur Verneuil, si nous avions déjà de nombreux et efficaces moyens de traiter les plaies récentes, *aucun d'eux n'était d'un emploi aussi général* et *aussi utile* que le pansement à l'ouate.... J'affirme qu'il

---

(1) Verneuil. Résultats de ses applications à l'hôpital Lariboisière. Discours au congrés de Lyon 1872.— F. Guyon, chirurgie clinique p. 529.— Tillaux, bulletin de thérapeutique, 1872, etc. — Lucas-Championnière, journal de médecine et de chirurgie pratiques, art. 9156 et art. 9330, années 1871 et 1872.

(2) F. Guyon. Chirurgie clinique, 529 et 531.

(3) Gosselin. Clinique chirurgicale de la Charité, t. I, page 602.

constitue un progrès considérable, et qu'il prendra le premier rang dans la thérapeutique des plaies, lorsque ses indications seront précises et que l'expérience l'aura dépouillé de quelques imperfections... Aujourd'hui, mon expérience est basée sur des cas nombreux et mes convictions sont arrêtées..... Il ne s'agit pas seulement d'un de ses moyens à succès éphémères, dont on peut dire : qu'il faut s'empresser de l'employer pendant qu'il réussit.... C'est une idée féconde et qui me semble appelée à un grand avenir. »

Je ne multiplie pas des citations qui, par leur date, témoigneraient encore que toujours, comme à ses débuts, le pansement à l'ouate enregistre chaque jour un certain nombre de succès, et je laisse au temps le besoin de convaincre sur ce point les incrédules et les malhabiles.

Voilà un mot qui soulève parmi les adversaires de la méthode de M. A. Guérin de bien vives réclamations ! La fierté de certains chirurgiens ne leur permet pas d'accepter cette objection que leur pansement était mal fait. Quelques uns s'en indignent et l'on peut entendre au milieu de leurs récriminations : « si elle commet quelques fautes, vite on la met à couvert ; ce n'est pas elle qui est la coupable, c'est nous : *le bandage était mal fait.* Mais puisque cette méthode est si parfaite, que ne la présentez-vous pas dépouillée des ornements dont vous la parez ? Que n'imitez-vous l'orateur antique qui ne craignit pas, devant l'aréopage, de livrer dans sa complète nudité la beauté qu'il voulait sauver ? Nous sommes l'aréopage, montrez-nous votre Phryné sans voiles. » (1)

M. Poncet a répondu très-convenablement au réquisitoire que M. Letiévant a prononcé devant la Société des Sciences médicales de Lyon, et dans lequel « grands principes chirurgicaux, conditions théoriques, résultats pratiques de la nouvelle méthode, » tout était infirmé, nié, détruit. Je demeure persuadé que les appareils ouato-

(1) Letiévant. Lyon médical, 1872.

silicatés donnent de moins beaux résultats que les pansements à l'ouate, et il suffit, pour être édifié à cet égard, de consulter la statistique que l'interne de M. Ollier a communiquée à la Société de Lyon. Ses résultats sont inférieurs à ceux de M. Alph. Guérin ; mais l'*occlusion inamovible* est un pansement à l'ouate, et M. Poncet a fait voir dans ses observations que M. Ollier, à l'aide des pansements ouato-silicatés, avait fait croître notablement le nombre de ses succès (1). Ces résultats, pourtant bien dignes de fixer l'attention, n'ont pas convaincu M. Letiévant, et je ne puis entreprendre de le convertir à la méthode de M. Alph. Guérin, car il veut non-seulement que l'ouate guérisse l'opéré dans un milieu nosocomial, « *in aere hospitalensi,* » mais encore il exige que l'ouate appliquée au pansement d'une amputation, d'avant-bras par exemple, procure en même temps que la guérison de cette opération, celle des tubercules que l'opéré peut porter dans ses poumons (2). Il faut renoncer aussi à convaincre les chirurgiens qui, comme M. Gayet, désireux d'experimenter et de juger une méthode, déclarent tout d'abord qu'ils se sont mis, de parti pris, dans des conditions d'expérience tout autres que celles qui étaient réclamées. Ce chirurgien a volontairement mal fait le pansement imaginé par M. Ollier, et il y a bien réussi.

Oui, certainement, le plus *grand nombre des accidents observés sous les appareils à l'ouate sont dûs à ce que le bandage a été* MAL FAIT, MAL SURVEILLÉ, MAL DÉFENDU.

Ce n'est pas ici le lieu de revenir sur la doctrine qui devint l'origine des pansements à l'ouate, et j'arrive immédiatement aux reproches adressés à ces appareils dans le traitement des plaies chirurgicales. On va voir que le plus souvent les fautes doivent être reprochées, non à la méthode employée, mais au chirurgien.

(1) PONCET. De l'occlusion inamovible. *Lyon médical*, 15 Sept. 1872, p. 99 et suiv. — HÉNOCQUE. *Gaz. hebd.*, 1872. p. 562.
(2) Discussion à la Société des Sciences médicales. *Lyon médical*, 1872, n° 18. p. 32. lignes 27 à 35.

Et d'abord, les *hémorrhagies*. Comment, dit-on, verrez-vous qu'une hémorrhagie se produit sous cet énorme appareil? Avant que le sang ait traversé toutes les couches du pansement, le blessé en aura perdu une si grande quantité que l'intervention ne pourra plus être salutaire. En effet, il peut arriver qu'une hémorrhagie se produise sous l'appareil; mais le fait se présente très-rarement, surtout quand le chirurgien a obéi à cette première règle de *ne commencer le pansement que quand l'hémostase est définitive, assurée.* Cependant, malgré toutes les précautions prises, le fait survient. Comment les choses se passent-elles alors? Théoriquement, on peut concevoir que le sang, s'écoulant en plus ou moins grande abondance par une artère, dont la ligature était mal fixée, imbibe peu à peu tout l'appareil et finit par tacher un point quelconque de sa surface, qu'il est nécessaire, par conséquent, que le malade perde beaucoup de sang pour que l'on soit prévenu de la production de cet accident.

Il est hors de doute qu'une grande quantité de sang peut être ainsi perdue, *quel que soit le pansement employé,* si la surveillance est défectueuse. Mais, dans le cas contraire, il est surprenant de voir combien *il faut peu de sang et peu de temps pour que l'hémorrhagie paraisse à l'extérieur d'un pansement à l'ouate.* A peine le malade a-t-il senti, par une chaleur insolite et un peu de tension sur le moignon, qu'un phénomène se passe du côté de la plaie, que bientôt, vers la partie inférieure du rebord supérieur de l'appareil, apparaît une tache rutilante qui augmente constamment d'étendue. D'autre part, j'ai vu cette année, à l'hôpital Necker, dans le service de M. Guyon, un cas pour lequel ce chirurgien, dont la prudence et les soins qu'il met à toutes ses opérations n'ont pas besoin d'être autrement rappelés, avait appliqué un pansement à l'ouate avec la modification que j'ai signalée, et qui consiste à déterminer rapidement l'accolement du fourreau d'ouate à l'aide d'une solution de gomme arabique, préalablement étendue sur le moignon, à quelque distance de la plaie. Une hémorrhagie se produisit par la chute de la ligature faite sur la tibiale postérieure. Cette fois, le sang dut traverser toutes les couches de l'appareil pour signaler l'accident à la partie inférieure du pansement ; mais l'ouate était imprégnée dans une fort petite étendue, et le sang avait assez rapidement paru au dehors, pour que le blessé fût secouru bien à temps : le pansement fut réappliqué et procura encore à cet amputé de la jambe soulagement et guérison.

Ainsi donc, quand l'hémostase a été obtenue par des ligatures multipliées et bien faites, l'ouate, en vertu de ses qualités physiques, détermine rapidement la cessation de l'écoulement sanguin qui succède à toute opération ; la compression fait le reste. Le danger est dans le défaut de soins, et *un accident* funeste *ne peut arriver que par un défaut de surveillance et de prompt secours.* Quant aux hémorrhagies secondaires, il est bien évident que la méthode ne peut s'y opposer ; elles reconnaissent de tout autres causes que le choix de l'appareil.

S'il était un avantage parfaitement acquis aux pansements à l'ouate, après les amputations, je croyais l'avoir signalé en parlant de l'*absence de la douleur* et d'*accidents fébriles marqués.*

« Tous les chirurgiens qui se sont servis de la compression élastique, » même avec l'enveloppe silicatée, « savent quel soulagement ce. mode de traitement apporte aux malades. Velpeau, Nélaton, M. Richet insistent beaucoup sur cet avantage (1). » Je ne veux pas croire qu'il s'agisse d'un fait spécial à Lyon, quand j'entends M. Letiévant prouver que le pansement ouato-silicaté ne supprime pas la douleur. Bonnet aussi n'avait pas reconnu à la compression l'effet si merveilleux qu'elle a de faire cesser ce symptôme. Avec les pansements à l'ouate, où la compression élastique est réalisée dans des conditions bien

(1) PILATC. Thése de doct. 1868, p. 29.

plus parfaites, la douleur cesse bientôt, et toutes les observations s'accordent sur ce point.

« En général, dit M. Verneuil, la douleur cesse plus rapidement après l'application de l'ouate que par tout autre mode de pansement : au bout de quelques heures, les blessés ne souffrent plus. » Si l'on interroge les faits dans lesquels cette absence de la douleur n'a pas été obtenue, on voit que les appareils sont défectueux ou le sont devenus. On l'a observée sous les appareils ouato-silicatés : on l'a notée dans les débuts de l'expérimentation, lorsque la pratique du pansement n'était pas encore parfaite; et alors, si l'on regardait à la partie supérieure de l'appareil, que constatait-on, que voit-on toujours quand le malade se plaint? Les bandes sont si lâchement appliquées, le coton est si libre au-dessous, que la main peut être introduite jusqu'au voisinage de la plaie. Ou bien, l'appareil est taché à sa partie inférieure, et une odeur aigre, caractéristique, indique que ces taches n'ont pas été neutralisées par les moyens connus, et cela souvent depuis plusieurs jours. Ai-je besoin de dire que cela peut être un pansement « maigre en coton (1) » et dont la compression, trop directe, énerve le malade. En dehors des conditions qui permettent l'accès de l'air jusqu'à la plaie, il n'y a qu'une cause qui puisse faire souffrir le blessé sous un appareil ouaté, c'est la production d'un phénomène insolite, du sphacèle; et la notion de cette douleur, à caractères assez nets, doit alors forcer le chirurgien à en conjurer immédiatement les menaces, s'il en est temps encore, en faisant un nouvel appareil.

Cette douleur, je la trouve dans l'observation du malade, que M. Tillaux a amputé pour un écrasement du pied; une élévation de la température, surprenante, l'accompagnait sans que rien autre dans l'état général ait pu faire penser que la complication se produisait. Je la vois notée encore dans un fait exposé par M. Verneuil; il avait

(1) Gayet. *Lyon médical*, 1872, p. 40.

pansé à l'ouate une résection pratiquée sur les quatre fragments d'une fracture d'avant-bras. La journée et la nuit furent agitées par de vives souffrances. « Le lendemain, dit-il, j'enlevai le pansement et *je retirai l'ouate qui remplissait outre mesure le foyer, et les douleurs cessèrent* AUSSITÔT, pour ne plus revenir. Pratique excellente, car bientôt nous allons voir que la plaie se trouvait dans des conditions favorables à la production du sphacèle.

En dehors de quelques faits, tous les blessés que j'ai pu observer offraient une remarquable absence de la douleur, et l'heureuse influence qui en résultait se traduisait par le sommeil, la conservation de l'appétit. la rapidité avec laquelle on pouvait faire lever les opérés et les transporter hors des salles.

En général, vingt-quatre heures, trente-six heures après l'opération, on constate les signes de la fièvre traumatique qui tombent deux ou trois jours après celui de leur apparition, à la condition que le pansement restera toujours bien appliqué. J'ai recueilli des observations d'amputation de cuisse, de jambe, dans lesquelles la température prise régulièrement, matin et soir, n'a jamais dépassé 38° : dans l'une d'elles que je dois à M. Tillaux, ce chiffre n'a été indiqué qu'une seule fois par le thermomètre, six heures après l'opération. Ce sont là des faits exceptionnels, et « toujours sur les courbes on peut saisir une fièvre traumatique nette (1). » Nous pourrions donc répéter, pour le pansement à l'ouate, cette phrase de Mac Donnell : « Dans un traitement antiseptique *soigneux*, les cas sont rares où il survient une fièvre traumatique sérieuse : il est vrai que d'ordinaire la température s'élève un peu le troisième jour (2). » Une fois cette période passée, l'examen de la température ne fait plus constater d'élévation, à moins qu'une imperfection, une complication ou une maladie ne vienne troubler les oscillations

---

(1) LUCAS-CHAMPIONNIÈRE. *De la fièvre traumatique.* Agrég. 1872.
(2 *Dublin Quarterly Journal,* Août 1869.

normales de la courbe thermométrique. Ainsi, sur un amputé de cuisse que j'ai spécialement observé à ce point de vue, j'ai remarqué que la température ne s'élevait, après la période de la fièvre traumatique, que quand les liquides de la plaie avaient paru au dehors de l'appareil. Il suffisait de neutraliser ces taches ou de renouveler l'appareil pour voir aussitôt la courbe thermométrique descendre et rentrer dans des limites normales. Ces faits sont maintenant bien connus : leur interprétation est moins facile et donnera beaucoup d'intérêt au travail que M. Conord prépare sur le sujet. On peut prévoir que leur étude ne donnera pas satisfaction entière à la doctrine qui attribue une origine septicémique à la fièvre traumatique.

Pendant les premiers jours, l'émotion, le chloroforme, l'organisation de la plaie, etc., font osciller la courbe dans des limites connues : mais cette période passée, *il faut se rendre compte de toute élévation de la température.*

M. Alph. Guérin s'est toujours préoccupé de la recherche des circonstances qui, chez un malade pansé à l'ouate, amenaient une ascension de la ligne thermométrique; aussi recommande-t-il expressément l'emploi de cet instrument dans la pratique de sa méthode. Grâce à la courbe tracée d'après les indications du thermomètre, on surveille très-efficacement l'état de la plaie, et souvent il est possible de remédier, à temps, à des imperfections de l'appareil, qui, négligées, deviendraient la cause de funestes complications. C'est qu'en effet « les complications ordinaires des plaies ne sont pas purement locales ; elles s'accompagnent presque toujours d'un mouvement fébrile que le thermomètre révèle sûrement. Au reste, il ne faut pas s'exagérer les avantages de cette surveillance locale et journalière tant vantée. S'il est vrai que les plaies prennent mauvais aspect quand éclate une complication, il faut reconnaître que d'abord le fait n'est pas constant, et qu'ensuite l'élévation de la température précède, dans l'immense majorité des cas, les modifications locales. C'est en vain qu'on regardera une blessure la veille du

début de l'érysipèle, de la lymphangite, du phlegmon, etc.; on n'y verra rien et l'on sera bien mieux ren-
seigné par une enquête minutieuse des grandes fonctions
et par l'*exploration thermométrique* (1). »

Il n'y a qu'à étudier une courbe et lire l'observation
détaillée qui l'accompagne, pour connaître bien vite un
certain nombre des conditions qui en altèrent le tracé
normal. Ici, le blessé va bien depuis plusieurs jours :
tout-à-coup la température s'élève d'une façon inquié-
tante ; déjà une odeur aigre se répand et l'on voit que le
pus s'écoule à la partie supérieure de l'appareil. Là, même
élévation de la température, même odeur pénétrante; on
a négligé depuis douze, vingt-quatre heures, une tache de
l'appareil que ses dimensions avaient fait regarder comme
insignifiante. Cette souillure est lavée à l'acide phénique $\frac{1}{10}$: on neutralise de la même manière l'écoulement qui se fait à l'orifice supérieur de l'appareil, dans le
cas précédent; puis l'appareil est restauré, et si le contact
de l'air avec le pus n'a pas été trop prolongé, on voit
cesser l'état fébrile et descendre la ligne thermométrique.
Ailleurs, le pansement est demeuré parfait, le malade ne
souffre pas, mais il a des dégoûts, la bouche amère;
depuis quelques jours, et cela est fréquent après les opérations (1), il ne va pas à la selle ou bien il n'urine pas.
Un purgatif est administré, on évacue la vessie et bientôt
toute inquiétude a disparu. Il est des cas plus embarras-
sants : le pansement est et demeure bien fait, le malade
est dans un état général excellent, mais il souffre; cette
douleur peut revêtir tous les degrés d'intensité : en même
temps la température atteint 39° 5, 40°, et s'y maintient
d'une façon persistante. Il en était ainsi dans un cas où
M. Tillaux a trouvé un sphacèle sous le pansement ouaté.

(1) Verneuil. Congrès de Lyon. 1872.
(1) Diard. Thèse de Doct. 1828. Paris. *Accidents inflammatoires consécutifs aux opérations chirurgicales.* — Dartigues, Doct. Paris. 1873. —
Nicaise. *Gazette médicale*, 1873, p. 534.

Est-il besoin d'ajouter que les oscillations, caractéristiques dans quelques maladies, pourront modifier l'aspect ordinaire de la courbe qu'on observe sur un malade pansé à l'ouate?

Mais en dehors de ces complications, évidemment étrangères à l'ouate, une élévation exagérée de la température doit faire penser que les liquides contenus dans l'appareil reçoivent l'influence directe de l'air extérieur, ou bien, que les parties molles du moignon se trouvent dans des conditions défectueuses de vitalité. La première de ces conditions est la porte ouverte à l'infection purulente, la seconde aboutit au sphacèle plus ou moins complet de la manchette ou des lambeaux.

Un certain nombre de mortifications des lambeaux ont été observées et naturellement reprochées à la méthode employée. Ici encore des négligences dans la confection du bandage sont souvent la cause de l'accident que nous venons de signaler. Dans les applications où la réunion immédiate n'est pas recherchée, la régle veut qu'on place entre les lambeaux ou dans la manchette un *coussinet très élastique* de coton *aussi peu tassé que possible*, afin que les parties molles comprises entre le squelette et l'appareil ne soient pas exprimées par l'énergique compression qu'elles vont subir, et afin que la circulation puisse s'y faire d'une façon convenable.

Je n'ai jamais observé de sphacèle dans le service de M. Alph. Guérin, et depuis que je l'ai quitté, j'en ai seulement vu un cas. C'était sous un appareil que j'ai dû faire à l'hôpital Necker. Il s'agit précisément de l'opéré de M. Guyon, qui a présenté l'hémorrhagie dont je parlais tout à l'heure. C'était une amputation de jambe, à peu près au lieu d'élection ; la ligature de la tibiale postérieure, la recherche de quelques autres petits vaisseaux nécessitèrent un certain temps et des manipulations de la manchette en partie réunie par des fils métalliques. Tout cela fut fait dans la salle, sous un lavage constant à l'acide phénique étendu. Lorsque l'appareil fut enlevé, quinze jours après, on trouva un sphacèle, large de deux travers de doigt, à la partie antérieure de la manchette. Cet accident n'a eu par lui-même rien de bien fâcheux ; mais enfin, il est à la charge de l'opérateur. Et je ne m'en défendrai pas, en rappelant que l'ulcération de cette partie de la manchette est assez fréquente sous le pansement classique, après les amputations pratiquées sur la jambe au lieu d'élection par la méthode circulaire ; car je suis persuadé que, dans ce cas, un peu de précipitation dans la confection d'un bandage que j'étais obligé de faire le soir, dans une salle de blessés, m'a fait négliger quelque soin dans le remplissage de la manchette ou dans l'application méthodique du coton sur le moignon, et que, la pression trop directe, qui en est résultée, a provoqué cet accident.

Partant de là, on serait tenté de penser que le sphacèle des lambeaux se produit fréquemment dans les tentatives de réunion immédiate. Mais l'on sait déjà que celles-ci ont toujours très-heureusement réussi en totalité ou en partie. Je m'explique le fait de la façon suivante : dans ces cas, la compression élastique est certainement directe sur les lambeaux ou la manchette, mais elle l'est sans interposition d'ouate entre la plaie et le squelette. Or, si l'on fait attention que le sphacèle se produit surtout quand cette ouate n'est plus un coussinet, mais un véritable tampon bourré dans la plaie, un corps étranger, on est, je crois, autorisé à ne plus redouter autant une compression *réellement élastique* pour les réunions immédiates ; et le fait prouve encore, indirectement, ce que nous avancions plus haut, que la cause de certaines douleurs prolongées, de certains sphacèles des lambeaux doit être recherchée dans l'absence de souplesse des fragments d'ouate abandonnés dans la plaie.

Une autre cause de gangrène, que j'ai trouvée dans quelques observations, est la suivante : l'opération a été faite trop tôt, ou mieux n'a pas été assez radicale. Je m'explique : dans toute plaie contuse il y a trois zônes bien distinctes : la plaie, la zône blessée, puis, grâce aux vibrations qui se sont produites, plus loin encore il y a la zône stupéfiée. Dans celle-ci se trouvent des éléments anatomiques où la fonction physiologique est momentanément suspendue. Ces zônes peuvent être très-étendues, et il faudrait attendre quelque temps après l'accident, pour savoir quelles seront les parties dont la vie est réellement compromise, et qui doivent être, en conséquence, retranchées (1). Mais si, au contraire, le chirurgien a des préférences pour l'intervention immédiate, il doit, en prévision de cette éventualité, sacrifier le membre jusque dans un point éloigné de la lésion. J'ai, dans mes notes, deux cas qui se rapportent parfaitement aux faits que j'étudie. Le premier fut observé à l'hôpital St-Louis : c'était un employé de chemin de fer qui avait eu *le pied écrasé* par un wagon. A son entrée, le soir, outre le broiement du pied, on apercevait à la partie inférieure de la jambe, quelques excoriations et deux ou trois ecchymoses. On convint d'attendre au lendemain. M. Panas trouva l'état des choses bien changé; jusqu'au-dessus du genou, on constatait des ecchymoses étendues, de l'emphysème, des veines se dessinant déjà en lignes violacées sur la rougeur diffuse du membre, etc.; il pratiqua l'*amputation de la cuisse* dans le tiers inférieur. Le malade fut pansé à l'ouate et guérit sans aucun sphacèle des lambeaux ni autre accident (42ᵐᵉ jour). Le second fait m'a été communiqué par M. Tillaux, et nous sommes parfaitement tombé d'accord avec lui sur la cause, qui produisit un sphacèle étendu des parties molles sous le pansement à l'ouate. C'était aussi un employé de chemin de fer, qui avait eu le *pied broyé* par un wagon en marche; on l'apporta à deux heures de l'après-midi, et M. Tillaux fit à six heures une *amputation tibio-tarsienne*. Vingt et un jours après on enleva l'appareil : « Le lambeau talonnier, taillé au côté interne, était vivace et recouvert de bourgeons charnus, mais les parties *molles* de la région *inférieure* et

____

(1) Verneuil. Cours de Path. chirurgicale. Déc. 1871.

antérieure du moignon étaient sphacélées et détachées. »
Le malade a parfaitement guéri et son observation donne
de précieux enseignements. N'est-il pas évident que, dans
ces deux cas, la zône vouée à la nécrose, s'étendait bien
plus loin que ne paraissaient l'indiquer les lésions appa-
rentes au moment de l'accident? Et je crois que, si un
hasard quelconque avait fait reculer l'intervention, comme
cela est arrivé dans le premier cas, M. Tillaux aurait
coupé le membre beaucoup plus haut, qu'alors les tissus
stupéfiés n'auraient pas fait partie des lambeaux ni du
moignon, et que le sphacéle n'eût pas été observé.

Le plus souvent, dans les traumatismes de *cause
directe* (1), les parties atteintes sont mortifiées d'emblée
par le fait de la *violence* subie; malgré des apparences
d'intégrité, le sphacèle se produit bientôt avec un développement inouï sous forme de phlegmon diffus total,
entraînant rapidement la mort par septicémie suraiguë.
Ne conviendrait-il pas d'attendre pour intervenir dans ces
cas? Ordinairement, l'amputation immédiate est impuis-
sante à limiter les accidents ou à les prévenir, et le retard
apporté à l'intervention permettra quelquefois, en ne
compromettant pas l'art, d'opérer en lieu utile, si cette
conduite n'aboutit pas, comme nous en citerons des cas,
à la conservation du membre.

Je rappellerai encore la fréquence du sphacèle des lambeaux dans les amputations pratiquées pour les plaies
par armes à feu. Si le pansement à l'ouate, que je crois
destiné à rendre de très-grands services à la chirurgie
militaire, n'empêche pas la production de cet accident,
faudra-t-il l'en accuser? (2)

On a quelquefois observé sous l'ouate de la lymphangite, des abcès, des décollements et des fusées purulentes.
J'en ai vu quelques cas, et, en recherchant la cause de ces

(1) Voyez Gosselin. *Cliniq. ch..* t. Ier, pages 242 et suivantes.— Maisonneuve, Acad. des Sciences, Septembre 1853.

(2) Panas. *Gaz. heb.*, 1872.— Lucas-Championnière. *Journal de Méd. et
de Chirurg.*, 1872.— Viennois. *Gaz. hebd.*, 1872.

accidents, j'ai eu la preuve évidente que l'appareil ne remplissait pas, soit au point de vue de la compression, soit au point de vue de l'occlusion dans les parties supérieures de l'appareil, toutes les conditions exigées. Sous un appareil bien fait, on trouve le moignon dans l'état suivant : les bords de la plaie et les parties molles ne présentent *aucune tuméfaction* (1); la peau a sa couleur normale ; les tissus sous-jacents ont gardé leur souplesse habituelle. On dirait que l'amputation vient d'être faite. Au lieu d'être plus ou moins tuméfié, le moignon, au contraire, est amoindri, comme exprimé; pas de gonflement, point d'empâtement, pas la moindre trace d'inflammation. Mais si le pansement n'était plus convenablement appliqué, on retrouve un moignon rouge, enflammé, phlegmoneux, comme on le voit avec les pansements ordinaires (2). La peau du moignon est excoriée sur une plus ou moins grande étendue, source de lymphangite et preuve d'un défaut dans la compression. L'inflammation locale peut dépasser les limites du phlegmon et se terminer par abcès; dans ce cas, le phlegmon s'abcède et s'ouvre sous l'ouate quelquefois sans grande réaction, ni douleur suffisante pour faire enlever le pansement. Dans le cas où la fièvre détermine à changer l'appareil, on peut inciser l'abcès et faire immédiatement une nouvelle application; si elle est réussie, les accidents cessent et l'abcès guérit à souhait.

« Ce pansement offre encore l'avantage de ne pas faire obstacle à l'écoulement des liquides : le plus souvent, en effet, il est appliqué sans réunion. La plaie est, il est vrai, garnie d'ouate; mais cette substance y est mollement appliquée, tandis que les couches périphériques qui s'accumulent autour de la plaie et des régions voisines sont vivement tassées par une compression qui, grâce à l'élasticité de l'ouate, ne peut devenir

(1) Guyon. *Chir. cliniq.,* p. 527.
(2) Pansements à l'ouate. 1871.

un agent d'étranglement (1). » L'état dans lequel on trouve ordinairement les moignons sous l'ouate, prouve l'efficacité de cette compression contre les décollements, et c'est avec plaisir que nous avons lu, dans l'observation recueillie par M. le docteur Crussard, la preuve que la cause, assignée à ces échecs par M. A. Guérin, était véritablement exacte. Il s'agit d'une désarticulation du poignet, après laquelle se produisit sous l'ouate une fusée purulente dans la gaîne de l'un des fléchisseurs. Ce médecin consciencieux, loin de rejeter l'emploi de cet appareil et de l'accuser d'infidélité, insista au contraire sur le pansement à l'ouate, *comptant sur l'effet de la compression élastique*, et à son grand contentement vit, au bout de peu de temps, que le décollement avait guéri. Si nous voulons chercher des exemples de ces décollements, nous les trouvons dans les appareils défectueux, principalement dans ceux où les chirurgiens ont enlevé, par une substance solidifiable, le moyen de maintenir exacte la compression élastique. En 1869, M. Letiévant « faisait du ouato-silicatisme sans le savoir. Désireux de faire une compression qui éloignerait les accidents inflammatoires, immobiliserait les masses molles et flasques de chair, que présente tout moignon d'amputé de cuisse, il fit à un amputé un ouato-silicaté de la plus belle eau. La plaie fut pansée suivant les indications de Lister. » Continuons la lecture de l'observation ou plutôt du récit de M. Letiévant : « Le troisième jour, je crus que le membre amputé avait maigri, il ne remplissait plus autant son bandage. Le quatrième, je m'aperçus bien vite que ce n'était pas le membre qui maigrissait, mais le coton qui se tassait et se feutrait. Les jours suivants, le bandage était tellement relâché qu'*il ne remplissait plus son office* ni *de compresseur*, ni d'immobilisateur.... Si encore il n'avait eu que ces inconvénients! mais *il laissa se produire des fusées*, sans que j'aie pu m'en apercevoir... » Sous cette mauvaise

(1) Guyon. *Chir. cliniq.*, p. 529.

innovation (1), comme sous un pansement imparfait, cet accident est facile à expliquer, et M. Letiévant l'a appris à ses dépens.

La formation des abcès, la production d'une fusée purulente sont ordinairement signalées par des douleurs et une élévation de la température; mais, ainsi que nous l'avons déjà dit, souvent un abcès se forme, s'ouvre et se guérit sous l'ouate, sans que rien ne trahisse la production de ces phénomènes (2). J'ai observé, dans le service de M. Alph. Guérin, une résection du radius, traitée aux débuts de la méthode. A la levée de l'appareil, on constata qu'un abcès était en voie de formation, non loin de la plaie; le pansement fut néanmoins réappliqué. Sept jours après, cet appareil fut changé pour voir ce que l'abcès était devenu, car jusque-là aucun symptôme n'en avait révélé la marche. L'abcès s'était ouvert et la cicatrice était déjà effectuée. Dans un autre cas, j'ai vu la compression, exercée trop directement sur un index amputé, amener un abcès au voisinage d'une gaîne et de l'articulation métacarpo-phalangienne. L'abcès fut incisé et le pansement à l'ouate aussitôt réappliqué. Vingt-sept jours après, M. Alph. Guérin ne put montrer à M. Duménil (de Rouen) que la trace de l'incision. Tout était guéri.

Je n'ai pas eu l'occasion de voir l'érysipèle sur des moignons, ni dans le voisinage des plaies d'opérations pansées à l'ouate. Je n'ai pas davantage observé de pourriture d'hôpital (3), complication d'ailleurs fort rare dans les hôpitaux de Paris (4).

M. Poncet a attribué à l'occlusion inamovible le bénéfice très-grand que, à ce sujet, il a constaté à la suite des applications ouato-silicatées dans le service de M. Ollier. La preuve, qui a entraîné sa conviction, est assez décisive : « Du 1er Novembre au 1er Mai 1872, vingt-trois érysipèles

(1) Guyon. *Loco citato,* p. 529.
(2) *Pansements à l'ouate,* p. 20. 1871.
(3) Verneuil. Congrès de Lyon.— *Du pansement ouaté.* 1872.
(4) Letiévant. *Lyon médical,* n° 20. 1872.

5*

ont été soignés dans la salle St-Sacerdos. *Les plaies expo-sées journellement à l'air furent surtout envahies.* Au mo-ment où la maladie pouvait être considérée comme épi-démique, *beaucoup de plaies se trouvaient alors sous le bandage,* et en dehors des vastes solutions de continuité, il existait nombre de petites plaies superficielles auxquelles on avait appliqué ce même mode de traitement : *elles seules furent préservées.* Dans un cas où l'occlusion inamovible ne fut pas continuée, l'érysipèle se développa trois jours après l'emploi des pansements simples (1). »

J'avais déjà noté cette heureuse influence pour le pansement à l'ouate, dans le service de M. Alph. Guérin où cette complication n'a jamais été observée depuis qu'il emploie l'ouate, et je l'ai fait remarquer à propos d'une note, que m'avait remise mon collègue, Richelot sur la pratique de M. le professeur Verneuil. « Un cas d'érysipèle a été observé à la suite d'un renouvellement du pansement fait dans les salles : pour les autres malades, le pansement était fait à l'amphithéâtre, et jusqu'à présent, bien qu'il y ait eu dans le service plusieurs cas d'érysipèle, cette grave complication n'a pas atteint les opérés, *pansés à l'ouate en dehors des salles communes.* »

La pourriture d'hôpital a été aussi très-heureusement conjurée par l'emploi de l'occlusion inamovible. « Lorsque cette complication débuta dans les salles de M. Ollier, plusieurs plaies se trouvaient sous le bandage ouato-silicaté : amputations de doigts, d'orteils, fractures avec plaies, résections du coude, etc. Aussi longtemps que le pansement est resté en place, aussi longtemps la plaie a été à l'abri de toute complication. Mais du jour où l'occlusion n'a plus été complète, les mêmes plaies, qui avaient été épargnées, sont devenues diphthéritiques. »

Parmi les nombreuses observations que nous avons eues à notre disposition, nous n'avons jamais trouvé l'indication que cette complication ait été observée sous le

---

(1) PONCET. De l'occlusion inamovible. *Lyon méd.* 1872.

pansement à l'ouate. Nous avions d'ailleurs déjà signalé le même fait en 1871.

Ces résultats commandent donc impérieusement la nécessité du pansement à l'amphithéâtre, et démontrent l'efficacité de la protection que l'ouate donne aux plaies contre les influences malsaines des salles communes.

Nous devons parler maintenant de l'immunité *relative* que le pansement à l'ouate donne contre l'infection purulente.

Si l'on réserve ce nom à la maladie bien connue, dont le nom seul éveille immédiatement l'idée de *plaie exposée*, de frissons et de phénomènes qui mènent presque toujours graduellement à la mort, nous sommes en mesure de défendre cette proposition : le pansement à l'ouate préserve les opérés de l'infection purulente. (Typhus chirurgical de M. Alph. Guérin) (1).

Mais quand la présence d'abcès métastatiques constatée à l'autopsie, d'un amputé, pansé à l'ouate, établira d'une façon irréfutable qu'il est mort d'infection purulente, l'origine de celle-ci devra être sévèrement établie. Car si les causes qui peuvent amener la production d'abcès métastatiques sont nombreuses, il n'y en a qu'une seule, la plus commune, à laquelle la méthode de M. Alph. Guérin s'adresse; il s'agit de ces corpuscules odorants, de ces miasmes qui, répandus dans l'air des salles de blessés, sont l'origine de l'infection purulente miasmatique. M. Alph. Guérin en sépare complètement ces infections purulentes chirurgicales dont une ostéite, une ostéomyélite, ou une phlébite peuvent être la cause première. La mort avec des abcès métastatiques, n'est-elle pas observée dans les cas que nous venons de rappeler (et nous n'avons mentionné que les plus simples), alors même qu'il ne s'agit pas d'un traumatisme compliqué de

(1) ALPH. GUÉRIN. Thèse de Doct. Paris, 1847.— *Bulletins de l'Académie de médecine*, XXXIV. — DIBOS. Thèse de Doct. Paris, 1868. — LUCAS-CHAMPIONNIÈRE, art. 9097, 1871.

plaie (1)? L'infection purulente ne peut-elle débuter avant l'opération ? Mais le mécanisme est bien différent (2).

L'ostéomyélite peut se rencontrer sur un amputé mort d'infection purulente, mais si elle est quelquefois la source, l'origine de la maladie, le plus souvent, d'après M. Alph. Guérin, elle n'en est que la première manifestation. Dans ce cas, dit-il, je vois dans l'ostéomyélite le lieu d'imprégnation du miasme dont l'influence nocive développe la suppuration dans tous les points qu'il a touchés. Le système vasculaire des os est une porte grande ouverte à l'intoxication. L'infection purulente se voit plus souvent après les amputations, les résections, les fractures compliquées de plaie, parce que des veines innombrables y créent une plus grande voie d'absorption au miasme. A son entrée dans l'organisme par le système veineux des os, le miasme y développe avec toute son énergie les phénomènes de l'inflammation, comme il le fera dans tous les parenchymes, en affectant de préférence les plus vasculaires, parce que les contacts y sont plus multipliés et plus prolongés. L'ostéomyélite alors est une lésion de l'empoisonnement au même titre que l'abcès métastatique rencontré dans les poumons, le foie ou un autre organe; et si la lésion osseuse y est plus constante, plus considérable, il n'y faut voir que l'effet d'une action plus directe, plus concentrée en quelque sorte, et aussi plus éloignée en date que celle qui a porté dans les viscères.

A côté de cette ostéomyélite, il y en a une autre qu'on rencontre sur des os qui n'ont pu subir le contact de l'air extérieur. Celle-là amène aussi la mort avec des abcès métastatiques, comme une phlébite, comme une arthrite purulente, comme un foyer purulent qui n'a jamais subi le contact de l'air. M. Alph. Guérin en a observé cette année un cas fort curieux et qui prouve bien la nécessité

(1) VERNEUIL. Société de chirurgie, 1872. — *Bulletins de la Société anatomique*, Observations de Lemaistre, 1873, p. 151; de Monod, 1872, p. 58; de Pasturaud, 1873, p. 244, etc.

(2) GOSSELIN. *Clinique chirurgicale*, t. Ier, p. 601.

de la distinction que je cherche à établir. Un amputé de cuisse, sur lequel il avait constaté la réunion immédiate au quinzième jour, mourut le vingt-et-unième d'infection purulente. A l'autopsie, on trouva une ostéite dont les lésions se retrouvaient jusqu'à la tête du fémur. Dans ce cas, l'infection purulente a reconnu pour cause l'ostéo-myélite, qui coïncidait avec l'ostéite du fémur ; et les suites immédiates de l'opération, le moment où les accidents se sont montrés excluent l'idée qu'il puisse s'agir ici d'une infection purulente miasmatique.

Il y aurait témérité de ma part à m'engager sur le terrain des doctrines qui ont été produites au sujet de l'infection purulente ; après d'éloquents discours, d'expériences habilement conduites, la question n'est pas encore parfaitement élucidée (1), et l'on pourrait répéter l'exclamation de M. le professeur Béhier : « Qu'est-ce donc que la septicémie ? » Aussi je reviens à ma démonstration.

Lorsque, autrefois, on comptait les cas de guérisons obtenues après les amputations, la plupart des cas de mort, pour ne pas dire presque tous, étaient attribués à l'infection purulente. Si aujourd'hui la statistique est plus consolante, c'est que le nombre des guérisons l'emporte de beaucoup sur celui des décès, et l'on peut en conclure que l'infection purulente est plus efficacement écartée. Ce fait prouverait, à défaut d'expériences difficiles à instituer, que la théorie de M. Alph. Guérin, sur l'infection purulente, se rapproche de la vérité : cette théorie rencontre d'ailleurs chaque jour des preuves de plus en plus convaincantes. M. Lister conçoit que l'acide phénique, en détruisant les germes de l'air ambiant, met les opérés dans d'excellentes conditions pour guérir, et il réussit. M. Alph. Guérin, dans le même but, cherche à préserver les plaies contre les miasmes à l'aide d'un moyen physique, qu'il emploie après les expériences bien connues de Pasteur, Tyndall, Schrœder et Dusch, etc. Il réussit

(1) Henocque. *Gaz. hebd.*, 27 Juin 1873.

encore, car l'ouate appliquée sur les plaies dans les conditions qu'il a déterminées, conjure les accidents qui se produisent, quand ces conditions ne sont pas réalisées. Et voilà que par un surcroit de preuves, à la suite de cette discussion que M. Alph. Guérin a le mérite d'avoir soulevée à l'Académie de médecine, M. Davaine montre que pour produire l'infection purulente, il faut introduire dans le torrent circulatoire des organismes inférieurs, et que, parmi ces organismes, si nombreux, quelques-uns seulement sont, chez *certains* animaux, les germes de l'affection dont il recherche les causes.

Il y a là sans doute plus qu'un hasard, et certains faits montrent encore que le chemin où se sont engagés ces observateurs mène à la vérité. Je ne pourrai pas oublier les faits suivants : au mois de mai 1871, pendant que M. Alph. Guérin étudiait sa méthode, il y avait dans son service de l'hôpital St-Louis, un homme guéri d'une fracture compliquée de la jambe. Le médecin de Corbeil, qui avait obtenu cette belle cure, l'avait envoyé à Paris pour la compléter par l'emploi de bains sulfureux. On constatait encore quelques trajets fistuleux, insignifiants, terminés par des bourgeons charnus. L'un d'eux fut un jour égratigné par un stylet explorateur, et peu de jours après le malade mourait d'infection purulente, 3 Mai. (Frissons, etc., abcès métastatiques.) Pendant ce temps-là, de nombreux amputés guérissaient sous l'ouate.

A peu près à la même époque, M. Alph. Guérin faisait la résection du cubitus sur un jeune homme de 26 ans, atteint par une balle à l'avant-bras gauche. Le pansement à l'ouate fut appliqué, et pendant dix jours l'état du malade fut tellement satisfaisant que celui-ci se levait, mangeait et dormait absolument comme s'il n'était pas blessé. Un peu d'odeur survint et le malade voulut être pansé. Le pansement eut lieu dans la salle qui, ainsi qu'on vient de le voir, était si empestée. Les accidents évoluèrent rapidement et l'infection purulente l'eut bientôt enlevé. (11 mai).

De là, à un pansement défectueux qui laisse arriver l'air de la salle jusqu'à la plaie, il n'y a qu'un pas, et j'ai publié des observations démonstratives, recueillies au même moment que les faits que je viens de rappeler.

Les mêmes accidents se produisent, malgré une occlusion parfaite, lorsque on laisse se putréfier les taches de l'appareil. Le trajet que le pus a suivi devient alors une voie ouverte jusqu'à la plaie, et une fois l'infection parvenue jusqu'à elle, on peut dire non pas qu'on a enfermé, mais qu'on a laissé entrer le loup dans la bergerie.

J'ai dit et cela sur la foi d'examens histologiques signés Hayem, Renaut J., Terrillon, que le pus, contenu dans les appareils bien faits, renfermait un très-petit nombre de vibrions : quelquefois même, (cela sans doute dans le cas d'un pansement parfait), on n'a rencontré dans le pus examiné, séance tenante, aucune trace d'organismes inférieurs vivants ou morts. Je n'ai pas été surpris de voir M. Gayet « en trouver des myriades toutes les fois qu'il s'est donné la peine d'étudier les liquides contenus dans les appareils ouato-silicatés. »

Il reste à étudier un certain nombre de complications, d'accidents contre lesquels l'ouate possède de réels avantages, mais dont l'étude m'a paru se rattacher plus directement à celle des tentatives de chirurgie conservatrice.

J'espère avoir établi que les pansements à l'ouate ne donnent des résultats défectueux que lorsqu'ils sont imparfaits, et si j'ai souvent choisi mes preuves dans les applications ouato-silicatées, c'est que l'occlusion inamovible n'est pas un bon pansement à l'ouate. Appliqué conformément aux principes qu'a exposés M. Alph. Guérin, ce pansement procure aux opérés la cessation de la douleur, l'intégrité de l'état général, la facilité du transport, l'organisation rapide de la plaie ou sa réunion immédiate, l'éloignement de sérieuses complications. Mais la moindre négligence à ses prescriptions peut entraîner les funestes accidents qu'on observe bien plus souvent avec les autres méthodes de traitement des plaies chirurgicales.

II. — Conservation des Membres.

Je n'ai point fait, dans le chapitre précédent, une étude régulière des symptômes qu'on observe sur un opéré pansé à l'ouate : il s'agissait, en effet, de phénomènes assez bien établis, sur lesquels j'ai donné ailleurs des développements, que je crois suffisants, et dont l'observation journalière n'a pas encore contredit la réalité.

Je vais décrire, maintenant, ce qu'on observe dans les tentatives de chirurgie conservatrice, et démontrer ainsi que la méthode de M. Alph. Guérin permet d'y obtenir d'aussi beaux résultats que ceux qu'elle fait obtenir après les opérations. Je ne me dissimule pas, que la meilleure preuve réside dans les faits, et si je ne commence pas par la publication des observations, c'est que je désire réunir les plus convaincantes, jusqu'au dernier moment.

Tous les avantages qu'on connaît aux pansements à l'ouate se retrouvent ici plus précieux encore. puisque la conservation du membre s'ajoute au soulagement et à la guérison du blessé.

Celui-ci, que je supposerai atteint d'une fracture de jambe, comminutive, avec plaie étendue, a été pansé comme nous l'avons indiqué plus haut, transporté, puis couché dans son lit.

Fait important, les manœuvres qu'ont nécessitées toutes ces installations, ne provoquent pas chez lui la moindre douleur : il se trouve bien, il ne souffre plus. Toutes les observations sont frappantes d'accord à ce sujet, et l'on est souvent étonné de lire à l'observation du lendemain : « *Le blessé n'a pas souffert, il a dormi toute la nuit; l'état général est très-satisfaisant.* » Le plus souvent, on a fait prendre au malade un peu d'opium; mais il ne tarde pas

à demander la suppression de ce médicament, et à récla-
mer une alimentation substantielle (1).

Le pouls reste ordinairement normal pendant trente-six
heures, puis les pulsations s'accélèrent, et après trois
jours, quatre au plus, le rhythme reprend son allure physiologique. La fièvre traumatique a disparu, et le thermomètre, qui, pendant ce temps, avait indiqué des
chiffres plus ou moins élevés, trace, dès lors, une courbe
qui n'oscille plus que dans des limites tout-à-fait normales.

Je donnerai plus loin l'observation d'un malade, qui,
traité par l'ouate d'une luxation du pied, compliquée de
plaie, n'a présenté que des oscillations physiologiques
dans sa courbe thermométrique, laquelle a toujours été
contenue dans les limites de 37° et 38°. J'observe, en ce
moment, un blessé traité, de la même manière, pour une
plaie par scie circulaire ; deux doigts ont été coupés, un
troisième, broyé par la machine, a été conservé. La ligne
thermométrique a atteint le troisième jour, 38° 2, et,
depuis lors, n'a jamais atteint ce chiffre.

L'emploi du thermomètre est tout-à-fait indispensable
dans le traitement, par le pansement à l'ouate, d'une
fracture compliquée. « *Si pendant les premiers jours, la
réaction* est *modérée* et suit une certaine courbe, *si plus
tard, il y a apyrexie*, on peut *affirmer que tout va bien.
Si*, au contraire, *le thermomètre monte brusquement ou se
maintient à un degré élevé*, on doit redouter quelque ano-
malie dans le travail réparateur, et alors, on *doit enlever
le pansement pour faire une inspection directe*. La douleur
forte ou persistante sert encore de guide, et on ne saurait
trop recommander, toutes les fois que la chose sera pra-

(1) M. Duplay n'a appliqué qu'une seule fois, pendant les journées de
Mai 1871, le pansement à l'ouate. Cet opéré fut le seul qui guérit ; le lendemain de son amputation de cuisse, il était sur son séant, la fourchette à la
main. *(Communication orale.)* — Voyez ROUGE. *Revue de thérap. méd.
chirurg.*, 1872, p. 648.

ticable, l'examen répété des ganglions, qui reçoivent les lymphatiques de la région blessée (1). »

Il faut se rendre compte de toute élévation de la température que l'examen de l'appareil, des ganglions ou des diverses fonctions, ne peut expliquer. En dehors de ces éventualités, si la compression est restée bien exacte, si les taches ont été neutralisées aussitôt qu'elles ont paru à l'extérieur de l'appareil, le blessé continue à être aussi bien portant, aussi calme, que s'il ne s'agissait que d'une fracture simple de la jambe.

Quelle que soit l'époque à laquelle de la sérosité sanguinolente ou du pus arrive à l'extérieur du pansement, bientôt la fièvre apparaît ; il n'y a qu'à lire une observation, prise avec soin, pour lire : « Le deuxième jour, *le blessé a un petit mouvement fébrile, et l'on constate que le sang avait continué à couler et avait traversé ouate et bandes.* Une nouvelle couche de coton cardé fut appliqué pardessus le premier appareil. Dès lors, calme complet, douleur nulle, appétit excellent (1). »

Dès que le pansement bien surveillé, parfaitement restauré à chaque indication, réalise enfin la perfection, l'observation devient d'un laconisme éloquent, et on lit : « Rien de particulier à noter les jours suivants. » Puis il n'y a pas d'autres renseignements, jusqu'au jour où l'on s'est décidé à lever l'appareil.

Il faut ajouter, immédiatement, qu'on peut obtenir des effets identiques avec l'attelle plâtrée et l'occlusion : et je retiendrai cette identité de résultats, en faveur de l'immobilité, que le pansement à l'ouate réalise aussi convenablement qu'un appareil inamovible. Mais je demanderai qu'on lui reconnaisse une supériorité, c'est que l'occlusion devient impraticable pour certaines plaies, qui compliquent une fracture non-seulement par le fait de leur existence, mais encore par celui de leur étendue. Or, sur

(1) Verneuil. *Du Pansement ouaté.* 1872.
(1) Observation de M. le docteur St-Germain, *Gazette des Hôpitaux,* 1873.

un membre fracturé, quelles que soient les dimensions de la plaie, compatibles avec une tentative de conservation, le pansement à l'ouate procure les avantages que je viens de dire.

C'est surtout dans ces cas, que le chirurgien doit mettre tous ses soins à défendre son appareil ; une tache, une diminution de la compression peuvent rapidement amener la nécessité de renouveler le pansement, et il faut reculer autant que possible le moment où il faudra y procéder.

Enfin, l'époque que l'on a fixée, pour surveiller les progrès de la réparation, est arrivée ; le malade sera transporté à la salle d'opérations, et voici ce que l'on observe.

Mais un mot d'abord sur la manière dont on devra enlever l'appareil. On sait combien, dans le traitement d'une fracture, surtout si elle est compliquée de plaie, tout mouvement du membre blessé est nuisible ; et certainement, si la consolidation n'était pas avancée, au moment du traitement où l'on est arrivé, il se pourrait que, en déroulant les bandes d'ouate qui ont servi à la confection de l'appareil, on imprimât des mouvements dangereux au membre que le bandage compressif ne soutient plus. Aussi, après avoir enlevé les bandes qui ont servi à faire la compression, le membre sera-t-il ramené sur le lit par les aides qui le maintenaient en position ; et, celle-ci demeurant la même, le chirurgien déchirera couche par couche et sur la ligne médiane l'ouate qui recouvre le membre. Il arrivera ainsi peu à peu jusqu'à la dernière lame de coton.

Celle-ci est très-adhérente à la peau, à laquelle l'ont accolée les liquides de la plaie, l'humidité qui a persisté après les lavages au moment de l'opération, quelquefois enfin une couche épaisse d'une solution de gomme arabique. Cette dernière lame sera détachée avec précaution, sans tiraillement, et l'on redoublera de soin quand il faudra la séparer de la plaie. Si l'adhérence aux bords de celle-ci est très-intime, on fera très-bien en laissant en place le fragment d'ouate correspondant à ce point.

Le membre, ainsi découvert, est comme exprimé, amaigri, grêle si on le compare à celui du côté opposé : pas la moindre trace de gonflement, ni de rougeur, pas plus sur les bords qu'au voisinage de la lésion. La fracture compliquée de plaie est réellement devenue une fracture simple.

Si, au contraire, l'ouate n'a pas formé sur la plaie un magma qui lui adhère intimement, sous lequel la cicatrisation se fait comme sous une croûte ; si la plaie et le foyer ont suppuré, voici ce qu'on observe : le pus est en petite quantité, brûnâtre, épais, quelquefois plus fluide et bien lié ; son odeur particulière, désagréable pour certains odorats, rappelle celle du fromage rance, mais ne saurait être comparée à l'odeur aigre, nauséabonde d'une plaie exposée et pansée tous les jours. Au microscope, les globules de pus sont transformés en une émulsion graisseuse ; on dirait le pus d'un abcès par congestion en voie de guérison. Dans un cas, mon ami Terrillon, déjà prosecteur des hôpitaux, n'a constaté que deux ou trois bactéries très-fines, animées d'un mouvement très-lent, dans le pus d'un malade du service de M. Alph. Guérin ; le pansement à l'ouate était appliqué depuis vingt-sept jours, pour une fracture de l'extrémité inférieure de l'humérus, compliquée de plaies communiquant avec l'articulation et le foyer de la fracture.

Les bords de la plaie sont rosés, sans gonflement ni induration ; un liseré bleuâtre indique que la cicatrisation a commencé depuis quelque temps ; les bourgeons charnus sont vigoureux, partout continus, et les os parfaitement recouverts. Les fragments, qui n'ont pas survécu, sont chassés par l'exubérance des bourgeons, et se trouvent à leur surface au milieu des fragments d'ouate qui ont également été repoussés du fond de la plaie.

Après les lotions et la vérification discrète de l'état de la consolidation, on réapplique un appareil, soit ainsi

qu'on l'avait fait en premier lieu, soit suivant le procédé
de M. Verneuil, soit, enfin, en ayant recours à une autre
méthode de pansement. A ce moment on peut, sans inconvénient, recourir à un moyen qui amène plus rapidement la cicatrisation, à la condition toutefois que le milieu, dans lequel le blessé va continuer sa cure, soit
parfaitement salubre; sans quoi, il faudrait persister à
demander à l'ouate l'immunité contre la grave complication, à laquelle peut donner accès la plus petite lésion de
la plaie.

Il est évident que les choses ne se passent pas toujours
d'une façon aussi satisfaisante, et je vais maintenant étudier les accidents qui ont été observés sous le pansement,
dans les tentatives que j'étudie. Je le ferai dans l'ordre où
ils se présentent le plus ordinairement : les explications
que je chercherai à en donner, me conduiront par une
voie sans doute un peu plus longue, mais profitable, j'espère, au but que je me suis proposé. Aussi bien, quelques-
uns de ces faits permettent d'étudier mieux les phénomènes qui se passent sous le coton et indiquent les modifications utiles qu'on peut retirer de son emploi, dans
l'intervention chirurgicale.

Je retrouve ici, et en premier lieu, l'hémorrhagie.
Comme dans le cas d'une plaie chirurgicale elle apparaît
rapidement au dehors de l'appareil, et il n'y a point à
craindre qu'elle puisse se produire assez abondante pour
faire courir quelques risques à un malade bien surveillé.
Elle a d'ailleurs été très-rarement observée. Les vaisseaux
lésés, qui donnent du sang au moment de l'accident ont
été liés ou tordus, et ceux qui ont échappé aux recherches, ont un volume peu considérable (1). La compression
détermine l'hémostase.

Quand on a observé l'hémorrhagie, il s'agissait de ligatures incomplètes de vaisseaux assez importants : ainsi,
M. Verneuil a rapporté le fait d'une plaie de l'avant-bras

(1) Bourdin. *Acad. des Sciences,* 1847.

avec section de l'artère radiale. Le bout supérieur seul avait été lié en ville au moment de l'accident. L'écoulement du sang survint le sixième jour, du reste en *quantité minime*. Le pansement fut enlevé et, après la ligature du bout inférieur, M. Verneuil réappliqua un pansement ouaté. L'incident n'eut pas d'autre suite.

J'en ai observé un cas dans le service de M. A. Guérin, à l'hôpital St-Louis, et l'hémorrhagie *veineuse* reconnaissait pour cause la présence de varices volumineuses et anciennes sur le membre inférieur. Il s'agissait d'un cas de conservation du pied, où le succès répondit aux intentions du chirurgien.

Il se peut, d'ailleurs, *que l'apparition d'une tache rutilante ne soit pas la preuve qu'une hémorrhagie* A LIEU *sous l'appareil*. Toutefois, le sang possède alors des caractères tels, qu'il est impossible d'en déterminer la véritable origine; aussi, dans ces cas, où le doute est bien permis, *il faut enlever le pansement*. On observe alors des faits fort intéressants et sur lesquels nous allons insister.

Lorsqu'on est appelé auprès d'un blessé atteint d'une fracture comminutive, toujours un certain temps s'est écoulé depuis le moment de l'accident. Pendant cet intervalle, du sang s'est extravasé non-seulement entre les fragments, mais (et cela à cause des mouvements impossibles à éviter) dans les interstices musculaires, sous la peau, etc.; des tumeurs sanguines assez considérables, des ecchymoses étendues décèlent les limites de ces épanchements, et souvent, l'aspect qu'elles donnent aux membres blessés exagère l'impression que l'on éprouve tout d'abord et qui peut notablement influer sur la détermination.

On applique sur ce membre un pansement à l'ouate, et parfois le lendemain ou plusieurs jours après, on voit s'écouler tout-à-coup du sang vermeil à l'une des extrémités de l'appareil : ou bien, on remarque une tache, qui s'étend peu à peu dans les parties déclives. On croit à une hémorrhagie, et on enlève le pansement. S'il s'agit réellement d'un écoulement de sang actuel, on détermine l'hémostase par la recherche attentive des vaisseaux et l'on reconstitue un appareil ouaté. Mais le plus souvent on ne trouve pas de vaisseau donnant du sang : il s'agit d'un fait passé ; la plaie est déjà en voie d'organisation et l'on se trouve en présence d'un phénomène important.

Ce sang, qui s'échappe vermeil à une date déjà éloignée du moment de l'accident, a été versé dans l'appareil à l'époque de l'application du pansement. Sous l'ouate, il s'est conservé avec toutes les apparences extérieures de l'intégrité ; puis un défaut de la compression lui a permis de se faire jour au dehors, et il y a paru avec ces caractères de rutilance, de fluidité qui font singulièrement illusion.

J'ai déjà signalé le fait à propos d'un pansement que je défis à l'hôpital St-Louis, le 3 janvier 1872, sur une femme à laquelle M. Alph. Guérin avait pratiqué l'amputation de Chopart. C'était *le neuvième jour* : « le sang qui s'était écoulé entre le membre et l'appareil, avait conservé une coloration si vermeille, si rutilante, qu'un moment les assistants pensèrent que les tractions faites en enlevant l'appareil, avaient déterminé une hémorrhagie. »

Le fait a été observé cette année, avec plus d'intérêt encore, puisque, dans ce cas, il a fait croire à une hémorrhagie. Mon collègue Moutard-Martin en a soigneusement observé tous les détails, et de l'observation précise qu'il a rédigée, j'extrais les points suivants : « Septième jour après le pansement : non-seulement la cuisse est tachée, mais le siége repose sur une nappe de sang. L'extrémité supérieure du pansement était souillée à sa partie inférieure, rien n'avait maculé l'extrémité inférieure. Le bandage est défait avec beaucoup de précaution, afin, dit Moutard-Martin, que le chemin suivi par le sang, dans l'intérieur de l'appareil, pût me guider dans la recherche des artères qui l'avaient fourni ; sa couleur rouge, rutilante, absolument semblable à celle du sang qui serait fourni par une artère actuellement béante, ne me laissait aucun doute sur l'existence d'une hémorrhagie. Ce sang était absolument liquide ; mais je fus étonné en défaisant le pansement, non pas de trouver une collection de sang, qui occupait la partie déclive de l'appareil, mais de voir que, depuis le tiers inférieur de la jambe jusqu'à la plaie, c'est-à-dire dans une longueur de huit à dix centimètres, l'ouate adhérait au membre sur toute sa périphérie, que la plaie était en pleine suppuration, et qu'il n'y avait aucune continuité entre la plaie et la collection sanguine qui était emmagasinée là depuis six jours. »

Cette intégrité de la conservation, sous l'appareil ouaté, d'une substance aussi altérable que le sang, a été notée plusieurs fois encore, quand on a enlevé, pour un motif quelconque, un pansement appliqué à la conservation d'un membre. Le fait avait d'ailleurs été observé par Lister. Dans une note, ajoutée au chapitre consacré à la méthode antiseptique, il dit : *Si l'on place sur une plaie* ou sur une surface granuleuse *de l'ouate imprégnée* soit de chlore, soit d'acide sulfureux, soit enfin de vapeurs de benzine ou d'*acide carbolique, cette plaie ayant été préalablement lavée avec une solution contenant le même agent,* bien que la vapeur antiseptique se soit évaporée au bout de vingt-quatre heures, *le sang* ou *le pus renfermé sous le coton restait* DANS SON ÉTAT NORMAL *un temps* INDÉFINI, ne se putréfiant pas, à *la condition* que la *suppuration ne soit pas assez abondante pour* imprégner le coton et *venir à la surface* (1).

On pourrait encore croire à une hémorrhagie, qui n'existe plus, si les choses se passaient comme elles ont été vues récemment dans le service de M. Alph. Guérin, à l'Hôtel-Dieu. A mesure qu'on approchait de la plaie, les couches d'ouate étaient de moins en moins colorées par le sang, et cela d'autant moins qu'elles répondaient plus

(1) LISTER, in HOLMÈS. *A System of surgery*, vol. V. — Traduction de Terrier, dans les Archives de Médecine. 1871. — *Pansements à l'ouate*, page 33 et suiv. 1871. — *Bulletin de Thérapeutique*, 30 Octobre 1871. — LUCAS-CHAMPIONNIÈRE. *Journal de Méd. et de chir. pratiques*, Avril 1873.

exactement au siége de la plaie. Dans les parties périphériques, et à mesure qu'on arrivait à la surface de l'appareil, la coloration rouge allait en se fonçant davantage,
pour prendre une teinte définitivement noirâtre dans les
couches extérieures. Le sang, versé en quantité insignifiante, avait été transporté par capillarité (?) aux limites
de l'appareil, et sur le trajet parcouru on constatait nettement, d'abord les effets de son contact plus ou moins prolongé avec l'air et, plus profondément, son intégrité, dans
les points où il n'avait point été soumis à l'action des
agents de putréfaction que celui-ci renferme dans l'atmosphère.

Dans ces cas, le pansement est généralement fait au lit
du malade; il est inutile d'enlever alors les couches qui
sont placées dans la plaie, puisque l'écoulement sanguin
ne persiste évidemment plus, et que l'on exposerait le
blessé aux complications qu'on veut éviter. Toutefois, par
précaution, on fera quelques lotions phéniquées, au millième, avant d'appliquer un nouvel appareil.

Lorsque la nécessité de se rendre compte d'un phénomène, tel que celui dont nous parlons, a fait découvrir un
membre, pansé à l'ouate, dans les premiers jours de l'application, on constate un fait remarquable aussi, en exa-
minant l'état dans lequel se trouve la partie blessée.

Sous l'effort de la compression, par la plaie, est sorti le
sang qui infiltrait tous les tissus déchirés, et le membre,
au lieu de présenter ce gonflement, cette tension, ces ecchymoses de mauvais aspect que nous avons rappelés
tout à l'heure, a repris un volume sensiblement égal à
celui qu'il avait avant l'accident, en sorte que l'on trouve
les choses, absolument disposées comme si la lésion venait de se produire.

J'ai assez souvent observé le fait, mais j'ai été surpris
de la rapidité avec laquelle se produit cette métamor-
phose, sous l'appareil ouaté, dans un cas que j'ai vu cette
année à l'hôpital Necker. On avait amené un homme,
ivre, sur la jambe duquel était passée une roue de voi-

ture. Pendant le trajet à l'hôpital, des gestes désordonnés avaient augmenté les lésions, et le foyer de la fracture comminutive, qu'il présentait à la jambe droite, renfermait de nombreux caillots qui, se prolongeant dans tous les sens, donnaient à la partie blessée un volume considérable. On sentait battre la pédieuse et la tibiale postérieure; il s'écoulait peu de sang. Je crus que la conservation était possible et j'appliquai l'ouate, persuadé, d'ailleurs, que je ne ferais pas perdre au patient les bénéfices d'une intervention immédiate, en la retardant de huit heures environ. Le lendemain matin, M. Désormeaux examina la fracture, afin de prendre un parti, et se décida pour la conservation sous l'irrigation continue (1). Au moment où l'on enleva les dernières couches de l'appareil, le membre se trouvait dans l'état suivant : la fracture était restée bien réduite; le sang que contenaient le foyer et les parties voisines de la fracture avait passé sous l'ouate, où il avait conservé toutes ses qualités physiques, et les bords de la plaie affaissés, rapprochés, réduisaient tellement les proportions de la lésion que, en la voyant ainsi, jamais on n'aurait pu croire que la question d'amputation avait été agitée quelques heures auparavant.

M. Verneuil a observé aussi un cas semblable et il a exprimé son étonnement dans un langage saisissant de réalité : « Un homme de trente-cinq ans, atteint de monomanie suicide, entra dans mon service pour une large plaie du cou, faite avec un rasoir. Il était à peine guéri qu'il monta au premier étage et se précipita par la fenêtre. Il en résulta une fracture des deux jambes, au-dessus des malléoles.

» A droite, il y avait une plaie communiquant largement avec l'articulation au-dessous de la malléole interne, et à la plante du pied une autre plaie, par laquelle je pus extraire un fragment d'os spongieux, venant probablement du calcanéum. Le déplacement était considérable à

(1) Rev. *Union médicale*, 1873.

gauche, il y avait aussi une déformation très-marquée, mais point de solution de continuité au tégument.

» *L'amputation de la jambe droite* me *paraissait inévitable;* mais elle devait être ajournée, l'état du malade contre-indiquant toute opération.

» *Pour gagner du temps et retarder l'inflammation* locale de la plaie, j'appliquai, après avoir réduit la fracture, le pansement ouaté jusqu'au genou. A gauche, le membre fut soigneusement assujetti dans une gouttière. — Le lendemain, le blessé était en proie à un délire violent; l'action chirurgicale fut encore remise. — Le surlendemain, le calme se rétablissant, j'examinai l'état des choses : *à gauche, du côté de la fracture simple, il y avait* une tuméfaction considérable avec teinte livide des téguments, refroidissement du pied, coloration bronzée remontant au-dessus du genou, en un mot *imminence de sphacèle de la jambe.* J'enlevai le *pansement ouaté* de *droite,* et quel ne fut pas mon étonnement en constatant, de ce côté, l'absence de tout gonflement, de toute coloration morbide; *on eût dit que les plaies venaient d'être faites;* elles étaient fraîches, rosées, sans traces d'inflammation ni de suppuration. Si j'avais pu opérer dans ce moment, j'aurais été dans les conditions les plus favorables, *le foyer traumatique étant tout-à-fait semblable à celui des blessures récentes.* La mort survint naturellement, parce que je ne pus me décider à amputer la cuisse à gauche et la jambe à droite, mais la terminaison fatale vint, sans contestation possible, de la lésion primitivement la plus bénigne. »

Ces phénomènes avaient, dès le début de ses applications, été observés par M. Alph. Guérin et à plusieurs reprises : aussi avait-il été entraîné, avec plus de hardiesse, aux tentatives de conservation sous l'ouate.

C'est qu'en effet, au point de vue de la conservation des membres, les faits que nous avons étudiés jusqu'à présent nous paraissent décisifs et entraînants. Car, dans la chirurgie d'urgence, celle que nous étudions, certaines circonstances, qui entraînent le sacrifice d'un membre, sont écartées, croyons-nous, par la méthode de M. Alph. Guérin.

« Pour guérir un fracas à une articulation ou à une extrémité, dit Bordenave, il faut que le blessé puisse garder le repos et avoir une situation avantageuse pour sa guérison. Or, souvent on ne peut procurer ces avantages après les plaies par armes à feu, parce qu'on est obligé de transporter les blessés d'un endroit à un autre, ce qui empêche d'obtenir une guérison qui dépend essentiellement du repos et de la situation, et rend les tentatives que l'on avait faites, non-seulement inutiles, mais même désavantageuses. Ce motif seul doit souvent déterminer les chirurgiens d'armée à l'amputation ; et elle est d'autant mieux indiquée, que les délabrements des parties ne peuvent permettre que des espérances incertaines, et qu'en supposant même qu'on peut réussir, le transport des blessés, après les batailles et pendant les sièges, y devient un obstacle presque insurmontable (1). »

Il est, en effet, certain que le sacrifice d'un membre a été décidé, même dans des temps rapprochés de nous, (2) parce que le chirurgien ne pouvait procurer au malade le repos ni la situation convenables. Or, ces précautions réussissent souvent et dispensent de l'opération. Et si l'on réfléchit à la facilité que donnent les pansements à l'ouate pour le transport des blessés, sans inconvénient pour eux ; si l'on pense aussi que, ce transport effectué, la détermination, à prendre sur un membre blessé, pourra l'être avec autant d'efficacité, après un délai qui peut aller même à plusieurs jours ; si l'on compte, enfin, les cas où cette expectation a permis de conserver un membre, dont le sacrifice était consommé d'avance dans l'esprit des chirurgiens appelés tout d'abord, il me semble que l'on peut déjà proposer, avec quelque raison, l'emploi du pan-

(1) BORDENAVE. *Mémoires de l'Acad. de chirurgie,* vol. II, p. 501.
(2) LEGOUEST. *Chirurgie d'armée,* 1872.

sement à l'ouate dans le cas de ces blessures à indication douteuse, pour lesquelles il n'est pas nécessaire d'intervenir immédiatement, et pour lesquelles le retard apporté à l'amputation aboutit quelquefois à la conservation d'un membre important (1).

Il est évident qu'en temps de paix, à l'hôpital où l'on a sous la main toutes les ressources désirables, on peut faire des tentatives de chirurgie conservatrice et obtenir des résultats satisfaisants avec des appareils très-ingénieux. Mais si l'on réfléchit aux difficultés de se les procurer ou de les construire en temps de guerre, si l'on pense aux précautions que demande leur transport, ne doit-on pas donner la préférence à un appareil dont la confection n'exige que de l'ouate et des bandes, et dont l'application peut répondre, avec un égal mérite, dans la chirurgie d'armée à toutes les indications pressantes pendant le combat?

Dans la chirurgie moins active du praticien, l'appareil ouaté peut donner quelques avantages ; je ne parle pas de l'éventualité où un accident sur une ligne de chemin de fer, dans une usine, surcharge tout-à-coup les occupations du médecin. Je pense seulement au cas assez fréquent d'un accident, survenu loin de sa résidence, et dont la surveillance quotidienne, nécessaire, sous les appareils ordinaires, pourra souvent être empêchée par d'autres évènements. Ces avantages ont frappé M. le docteur Guichard, et il les exposait ainsi à la Société médicale de l'Aube (2) : « Le praticien, qui soigne des malades éloignés, sait combien il est pénible de ne pouvoir les surveiller avec assiduité. On est obligé d'abandonner un membre fracturé aux chances de la constriction du bandage, aux accidents inflammatoires qui peuvent se développer sourdement; on a le souci de penser, qu'un appareil peut se déranger

(1) Viennois. *Gaz. hebd.*, 1872, p. 197.— Obs. de M. Robert de Latour, etc.

(2) *Bulletins de la Société médicale de l'Aube*, n° 5, p. 230.

et que le membre se consolidera vicieusement, et l'on sait quelle responsabilité on encourt dans ce cas. Il me semble qu'avec l'appareil ouaté on se met à l'abri des accidents, et que, *une fois cet appareil bien appliqué, on peut abandonner les choses à leur cours naturel avec beaucoup de tranquillité.* » De plus, la certitude, que le praticien peut avoir de ne point perdre les avantages d'une intervention immédiate dans le cas où une amputation lui paraît nécessaire, lui permettra, par une application provisoire du pansement à l'ouate, d'attendre sans inconvénient l'arrivée des aides qu'il aura choisis, et de tout ce dont il peut avoir besoin pour l'opération.

En temps de guerre, la méthode de M. Alph. Guérin supprime les pansements quotidiens ou répétés plusieurs fois par jour, et permet au chirurgien de se porter bientôt au secours de nouveaux blessés. Et comme ces heureux effets ne peuvent être obtenus que par un pansement bien fait, il faut acquérir, par des essais nombreux, l'habitude de le réaliser, satisfaisant à toutes les conditions, sur lesquelles nous n'avons pas craint d'insister au commencement de ce travail.

Lorsque le pansement à l'ouate est enlevé dans les premiers temps de son application, on peut remarquer d'autres phénomènes qui permettent d'expliquer les bénéfices que l'on retire de son emploi. Ainsi M. Verneuil a constaté, par l'examen microscopique, que dans la grande majorité des cas, lorsqu'une plaie exposée est tant soit peu étendue, on trouve déjà vers la douzième heure, une grande quantité de leucocytes, et la suppuration très-abondante à la fin du premier jour ; au contraire, au bout de vingt-quatre heures, l'examen le plus minutieux ne lui a pas permis de trouver le moindre globule de pus sur une plaie pansée à l'ouate ; *dans un cas,* où l'examen put être comparatif, *les leucocytes se trouvaient en grand nombre sur une plaie exposée,* au bout de vingt-quatre heures, *tandis qu'on n'en découvrait pas un seul sur celle que l'ouate avait protégée jusque là.* M. Verneuil dit :

« vingt-quatre heures, trente-six, quarante et plus encore après la blessure, la plaie protégée immédiatement par le coton, conserve l'aspect des premiers moments ; peu ou point de gangrène moléculaire, couleur rosée, surface lisse, un peu luisante, un peu sèche, rappelant l'apparence des plaies laissées quelques heures sans pansement, et telles que je les avais vues jadis chez Lisfranc, qui retardait à dessein l'application du premier appareil. Cependant, hémostase parfaite et formation d'une couche uniforme, recouvrant déjà les sections des éléments anatomiques divers ; en un mot, constitution déjà très-avancée des remparts protecteurs. »

J'ai vu dans le service de M. le docteur Vidal, à l'hôpital Saint-Louis, un homme sur la jambe duquel un ulcère variqueux, sordide, avait fait de tels ravages que l'amputation de la cuisse fut proposée. M. A. Guérin essaya sur ce cas désespéré, les effets de son pansement à l'ouate, et dans l'observation on pourra lire avec quelle vigueur se fit le travail de réparation ; bientôt l'opération ne fit plus question, et le malade a conservé sa jambe. (1)

La médecine vétérinaire a mis en usage l'ouate recouverte d'un bandage compressif, et sans aller comme l'auteur, dont je signale l'expérimentation, jusqu'à croire que en douze ou treize jours, un cheval couronné peut avoir « sa plaie guérie et recouverte de poils sans aucun changement même de la couleur (2), » je note le fait au profit de la rapidité de l'organisation des plaies sous ces appareils (3).

La rapidité avec laquelle s'organise la plaie et marche

(1) Anderson, de Glascow, et Mathias Mayor, de Lausanne, ont préconisé l'emploi du coton, l'un dans le pansement des brûlures, l'autre dans celui des ulcères. Mais on peut dire qu'en attirant l'attention sur cette substance par les applications qu'il en fit dans la grande chirurgie, M. A Guérin a réglé le mode de son emploi et régularisé ses effets dans la petite chirurgie.

(2) Le bon sens de la Savoie. — *Revue de thérapeutique médico-chirurgicale*, n° 16, p. 446. 1873.

(3) Société méd. de Reims, 5 Sept. 1872. Obs. de MM. Gentilhomme, Luton, etc.— Greene, Boston méd. and surg. Journal, Mai, 1872.

la réparation, sous le coton, est d'ailleurs un fait établi. Lorsque on examine une plaie, ainsi pansée, au douzième jour, on trouve une surface granuleuse, continue, aussi bien sur les parties molles que sur les os, au point de la fracture ou de la résection, même sur des tissus, qui étaient fongueux au moment de l'opération (1).

A cette époque, la quantité de pus, que l'on trouve sous l'appareil ouaté, varie beaucoup. Si, quelquefois, on ne rencontre qu'un peu de pus desséché, assez souvent la quantité de ce liquide est très-notable, et alors on l'explique le plus souvent par la multiplicité des fragments. La compression s'oppose, en effet, à la suppuration, et Grashuis, d'Amsterdam, l'a fait remarquer en disant : « Les parties, qui n'ont pas la liberté de se gonfler, ne suppurent que difficilement (2). » Toutefois, dans les cas où la suppuration est abondante, si l'écoulement du pus n'est pas facile au niveau de la plaie, on peut voir se former des abcès et même des décollements étendus.

Je ne reviendrai pas sur le mode de production ni la marche des abcès sous l'ouate ; la question a été traitée dans le chapitre précédent, et les choses ne se passent pas différemment ici. Quant aux décollements, ils constituent presque la seule objection dans laquelle se retranchent quelques chirurgiens, partisans convaincus de l'ouate après les amputations, qui ne consentent pas encore à l'employer dans la chirurgie conservatrice.

Examinons donc si leurs préventions sont fondées. Au point de vue du danger que l'on redoute, il n'est pas sans intérêt de rappeler les résultats obtenus pour des plaies, qui, certes, se trouvent dans les conditions les plus favorables à la production soit des décollements, soit des fusées purulentes. « Alors même que les délabrements sont étendus, les plaies contuses et compliquées des

(1) PILATE. Thèse 1868, p. 26.

(2) *Prix de l'Acad. de chirurgie*, t. IV. p. 18, 1782.— LARREY ; SÉDILLOT, *Gaz. de Strasbourg*, 1870.

doigts guérissent sous l'ouate avec une grande simpli-
cité (1). » Pour peu que l'on ait vu des applications répé-
tées de la méthode à ce genre de lésions, on peut avoir
recueilli des observations démonstratives à cet égard.
A l'hôpital St-Louis, où les plaies de la main et des doigts
se présentent journellement, les décollements et les fusées purulentes, assez fréquents sous l'irrigation continue
ou les applications émollientes, ont été très-rarement no-
tés chez les malades pansés à l'ouate; dans certains cas
même, le fait paraissait impossible à éviter. Je citerai,
comme exemple, l'observation, recueillie dans le service
de M. Alph. Guérin, d'un homme qui, ayant reçu un coup
de machine à estamper sur l'indicateur de la main droite,
eut la gaîne des fléchisseurs et celle des extenseurs ou-
vertes, sans compter des désordres portant sur le squelette et une articulation; la guérison se fit sans aucune
complication. Un autre avait eu la gaîne d'un fléchisseur
de l'index gauche ouverte par un ressort de wagon; la
guérison eut également lieu sans encombre; etc. (2).

Passant à un autre ordre de faits, je rappellerai les résultats satisfaisants obtenus, sous le pansement à l'ouate,
après les résections. Je sais bien que les plaies, qui résul-
tent de ces opérations, ne sont pas aussi anfractueuses ni
aussi irrégulières que celles qui compliquent une fracture
comminutive : je n'ignore pas que les fragments qu'elles
contiennent sont plus réguliers et moins nombreux ; mais
enfin, ces plaies ont quelques points d'analogie. Or, l'accident qu'on craint a été bien rarement noté dans les
observations de résection que nous avons recueillies ; et
les conditions dans lesquelles on a trouvé le membre, à
la levée de l'appareil, sont bien faites, au contraire, pour
donner la confiance que les décollements sont plutôt éloignés que favorisés par le pansement à l'ouate.

Après l'ablation d'un lipome volumineux de la région

1) Guyon. *Chir. clinique.* — Viennois. *Gaz. hebd.* 1872.
(2) Voyez Obs. de M. Doyen. *Société méd. de Reims*, 1872, n° 11, p. 63.

du dos, M. Duplay recourut précisément à cet appareil et en utilisa la compression pour rapprocher les tissus qui constituaient la loge de cette tumeur, et éviter des décollements que la suppuration eut sans doute amenés, si les parois n'avaient pas été ainsi soigneusement accolées (1).

Enfin la compression fait-elle réellement obstacle à l'écoulement des liquides ? A considérer le plus grand nombre des cas, l'inconvénient paraît loin d'être la régle. C'est qu'en effet, même dans une fracture compliquée, lorsque l'on a disposé dans le foyer de la fracture des fragments légers et souples d'ouate, de façon que chaque fragment soit minutieusement préservé du moindre ébranlement, du plus petit choc ; quand ensuite, on applique le bandage méthodique avec toute l'énergie que permet de déployer l'élasticité de l'ouate, les liquides qui se trouvent dans le foyer de la fracture, ceux qui s'y produisent, seront chassés par la plaie, au niveau de laquelle ils trouvent une issue. Les faits ne se passent-ils pas ainsi pour le sang accumulé autour des fragments ? Et ne trouve-t-on pas, le lendemain ou le surlendemain de l'application du pansement, tout le sang évacué, tandis que le membre exprimé a repris des apparences normales ? Cet amoindrissement n'est-il pas le fait le plus ordinairement constaté, alors même que l'appareil est enlevé parce que la suppuration est trop abondante ? Celle-ci n'at-elle pas trouvé une issue facile ? Le fait d'ailleurs de la suppuration d'une fracture compliquée n'est pas constant sous le pansement à l'ouate, et la production du pus est le plus souvent fort diminuée.

On comprend bien cette résistance à panser avec l'ouate une fracture compliquée de plaie, pour laquelle une surveillance incessante est, dit-on, nécessaire, et pour laquelle aussi, il faut bien le dire, on possède d'excellentes méthodes de traitement. Mais, et je tiens à le faire remarquer, *on peut réussir tout aussi bien, avec beaucoup*

(1) Journal de L. Championniére, art. 9725, 1873.

moins de temps et d'appareils, à l'aide du pansement à l'ouate. Ce dernier mode de traitement est, en pratique, bien supérieur à l'irrigation continue, si difficile à installer et à diriger ; (1) et il ne le cède nullement à l'appareil plâtré avec l'occlusion ou le pansement à l'alcool. Pour les fractures compliquées de petites plaies, celui-ci a des avantages incontestables, mais pour les traumatismes étendus, je ne crois pas que la comparaison soit au désavantage de l'ouate ; car sous ces appareils, si la compression est bien faite, il n'y a pas à craindre qu'elle fasse obstacle à l'écoulement des liquides. (2)

En effet c'est de l'exactitude de la compression élastique que dépend l'expulsion des liquides contenus ou produits dans le foyer traumatique, et loin d'y faire obstacle, elle la favorise, à la condition que la plaie aura été comblée d'une couche molle de fragments d'ouate, qui la maintiendront béante, et que la compression aura été régulièrement exercée sur tous les points que l'appareil recouvre. Aussi les décollements reconnaissent-ils le plus souvent pour cause un appareil qui ne remplit plus son office « de compresseur, ni d'immobilisateur. » Nous l'avons déjà fait remarquer pour les amputations.

La compression, qui donne à l'appareil la solidité et procure au membre blessé l'immobilité avec tant d'autres avantages, a été accusée de produire le sphacèle, qui a été observé dans quelques cas. Je ne m'occuperai pas de nouveau des causes que j'ai précédemment signalées et qui rendent compte de ces accidents, mais je veux compléter leur exposé par quelques considérations spéciales aux tentatives de chirurgie conservatrice.

J'ai recueilli quatre cas où le sphacèle fut constaté à l'ablation du premier appareil. M. Gayet a communiqué l'un d'eux dans les termes suivants : « Une fracture com-

(1) B. ANGER, thèse agrég. 1872, p. 149. — VERNEUIL, Lyon, 1872. — BOUGLÉ, doct. 1863.
(2) Voyez Ambroise Paré, tom II, page 333, édit. 1840.

pliquée, par éclat de meule; *je n'avais pas exploré les artères;* je réduisis et mis le bandage; le surlendemain, gangrène complète du membre.

M. Duménil a publié l'observation d'une gangrène sous le pansement ouaté (1). La dissection des vaisseaux du membre lui a montré que *l'oblitération de la veine axillaire par un caillot était la cause du sphacèle.*

J'ai eu l'occasion d'en observer un cas aussi à l'hôpital St-Louis; la main était complètement broyée à partir de l'articulation du poignet; le sujet était âgé, misérable, et, dans le même accident, il avait eu l'humérus fracturé au niveau du col chirurgical. De l'immobilité réalisée par la rareté du pansement que j'appliquai à la main, j'espérais retirer quelque bénéfice pour la consolidation de la fracture. L'amputation, qui aurait dû être faite, se fit spontanément sous l'ouate, car je trouvai, à la levée de l'appareil, la main momifiée comme dans une gangrène sèche, et je n'eus qu'à la détacher dans l'articulation du poignet. La fracture de l'humérus guérit, et les extrémités du radius et du cubitus tombèrent plus tard.

Enfin, M. Verneuil a rapporté le fait suivant : une femme de 71 ans, très-grasse, mais d'une santé excellente, entra à l'hôpital pour une fracture de jambe au 1/3 inférieur, par cause directe, et avec issue du fragment supérieur du péroné par une plaie de trois centimètres. L'appareil de Scultet ouaté fut appliqué; mais au bout de deux jours, la fièvre s'alluma; au troisième jour, nous constatâmes une gangrène partielle du pied avec infiltration gazeuse de la jambe, état adynamique, *subdelirium.* Mort le sixième jour. *Une esquille du tibia,* complètement détachée et transversalement couchée dans l'espace interosseux, *soulevait* et *oblitérait l'artère tibiale antérieure,* dont j'avais négligé de rechercher les battements avant l'application de l'appareil. » Cette communication de M. Verneuil fut le point de départ de recherches d'un

(1) *Union médicale de la Seine-Inférieure,* nº 31, 1873. p. 1 et suiv.

grand intérêt au point de vue de l'anatomie pathologique et de la responsabilité médicale, et les pièces qui ont fait l'objet de cette étude, ont été présentées à la Société anatomique (1). A côté de celles où la disposition des vaisseaux artériels, par rapport aux fragments, permet de se rendre un compte exact de la cause qui a déterminé la gangrène, il en est une autre qu'il me faut encore signaler. M. Verneuil, continuant ses recherches relatives à l'histoire de la gangrène dans les fractures, a fait voir l'artère poplitée d'une femme de 80 ans, qui était morte dans son service, des suites d'une fracture de l'extrémité inférieure du fémur droit et d'une fracture de l'extrémite supérieure du tibia gauche. Ces deux fractures étaient compliquées de plaie. A l'autopsie, on trouva *une déchirure* de un millimètre *sur l'artère poplitée* du côté droit, déchirure occasionnée non point par les fragments, mais par la roue de la voiture ; au-dessus, *et surtout au-dessous de cette déchirure, il y avait des tromboses* (2).

Dans le fait que j'ai observé, et dont je n'ai pas eu la démonstration anatomique, je pense que le sphacèle reconnaissait pour cause une lésion analogue à celle que M. Verneuil a montrée. L'hémorrhagie, qui nécessita plusieurs ligatures, ne me fait pas rejeter cette hypothèse, parce que le malade fut pansé quelques instants après l'accident, et qu'à une date aussi rapprochée les tromboses n'avaient pas encore pu être faites dans les artères athéromateuses du poignet broyé. En tous cas, on ne peut pas expliquer le sphacèle par une disposition spéciale des fragments, et la compression élastique ne saurait être incriminée.

Dans ce fait, et je ne sais si cela a été noté pour les autres cas, le malade a accusé pendant les premiers jours une sensation douloureuse, qu'on observe plus particu-

---

(1) *Bulletins de la Société anatomique*. **MM.** Verneuil et Cauchois. 1872. pages 277 et 298.

(2) *Bulletins de la Société anatomique*, page 153, 1873.

lièrement dans les cas où la mort d'une partie a lieu par oblitération artérielle (1). Ce n'était pas une sensation de cuisson, ni de picotements, ni d'élancements : le malade accusait des tiraillements, des arrachements très-douloureux. L'accident peut d'ailleurs se produire sans causer beaucoup de souffrances et l'état général rester excellent; alors, une élévation très-notable de la température, en complet désaccord avec les symptômes observés, est le seul signe qui puisse mettre sur la voie et faire soupçonner la production de cet accident. Il est, bien entendu, question ici des cas, où l'on n'a pas laissé à découvert l'extrémité de la partie, dont la conservation était tentée.

On voit donc que certaines gangrènes ont été observées, sous le pansement à l'ouate, sur des blessés dont les artères n'avaient pas été explorées et qui, vraisemblablement, étaient l'objet de tentatives illégitimes de conservation; que, dans d'autres, le sphacéle reconnaissait une tout autre cause que l'appareil employé, puisqu'il s'agissait, ici d'une compression des artères par les fragments, là d'une oblitération artérielle, consécutive à une lésion des vaisseaux résultant du traumatisme; qu'enfin, dans un cas, la cause de la gangrène a pu être trouvée dans l'oblitération d'une veine (2) très-éloignée du point frappé. Avant d'accuser l'appareil mis en usage, il sera nécessaire de faire toujours un examen anatomique consciencieux; et l'on ne devra pas oublier, dans l'interprétation des faits de gangrène, l'origine du traumatisme; je fais allusion à ces cas où le sphacèle est la conséquence presque fatale des désordres exercés par des violences directes considérables.

« Il faut qu'en pareille circonstance le mode de traite-

<hr>

(1) Follin et Duplay. *Path. ext.*, t. Ier, p. 103.— Charcot. Leçons cliniques de la Salpêtrière.— Benni. Thèse de Doct. 1867.— Dumas. Thèse de Doct. Paris. 1872, etc.

(2) Lower. *Tractatus de corde*, etc., 1663, p. 123. — Van Swieten. *Commentaria in H. Boerhaavii aphor.*, t. Ier, p. 679.— Trousseau. *Clinique médicale*, t. Ier, p. 316. — Follin et Duplay. *Path. ext.*, t. Ier, p. 100.

ment, l'application de l'appareil ne puissent pas être accusés des accidents qu'ont seules fait naître les complications spontanées, inhérentes au traumatisme lui-même, ou aux conditions physiologiques du blessé, à l'état de ses organes et de ses tissus (1). »

Pour terminer ces remarques relatives à la production du sphacèle sous le pansement à l'ouate, j'ai plaisir à citer encore l'opinion de M. Verneuil à ce sujet :

« Je n'ai point observé de gangrène, a-t-il dit, car je ne puis donner ce nom à la séparation des parties primitivement mortifiées par la violence dans les écrasements des pieds et des mains. J'ai vu plusieurs fois, en enlevant le premier pansement vers le douzième ou le quinzième jour, des orteils ou des doigts entiers et de larges lambeaux cutanés rester adhérents à l'ouate, complètement séparés de la plaie vivante ; mais *jamais le pansement ne m'a paru favoriser le sphacèle. C'est le contraire qui a lieu,* comme j'ai pu m'en assurer plus d'une fois, dans le traitement des contusions violentes sans plaie. »

Deux fois, j'ai eu l'occasion d'observer la conservation sous l'ouate de doigts qui paraissaient dans les conditions anatomiques les plus favorables au sphacèle.

Le second cas a été vu tout récemment dans le service de M. Guyon ; le pouce complètement scié par une machine, n'était plus retenu que par un lambeau de peau à sa face dorsale ; la base de ce lambeau avait un centimètre et demi. Comme le sang s'écoulait encore par les mâchures, faites à la pulpe de ce doigt, et que, d'autre part, la conservation du pouce devait être tout particulièrement utile, s'il survivait, pour la préhension, on fit la tentative ; le septième jour on put s'assurer que la circulation et la sensibilité persistaient.

Les expériences de G. Martin ont d'ailleurs montré l'efficacité du pansement ouaté pour les transplantations cutanées, efficacité que, selon lui, il faut attribuer à la

(1) VERNEUIL et CAUCHOIS. *Société anatomique*, 1872, p. 301.

compression élastique et à la température constante réalisées par l'appareil. (1)

Ainsi que je l'ai dit, je n'ai pas encore observé d'érysipèle sous le pansement à l'ouate, pas plus dans le service de M. A. Guérin que dans les autres services de chirurgie que j'ai pu fréquenter. Néanmoins le fait a été noté ; la maladie se comporte, sous le coton, d'une façon tellement spéciale que je ne puis omettre d'en dire quelques mots.

M. Verneuil l'a vu trois fois : dans le premier cas, une amputation du gros orteil, le pansement à l'ouate remontait jusqu'à la partie moyenne de la jambe. Quelques jours après, un malaise subit, une légère sensibilité des ganglions inguinaux, une température de 40° firent diagnostiquer un érysipèle ; rien n'apparaissait encore à la jambe. Le troisième jour, on vit la rougeur au-dessus du bord libre du bandage. On enleva celui-ci ; la plaie présentait le meilleur aspect, les *téguments du pied et de la moitié de la jambe recouverts par le coton étaient de couleur absolument normale.*

Dans les deux autres cas, (ablation du sein, extirpation d'une grosse tumeur de l'acromion), la rougeur a paru sur les parties découvertes du côté opposé à la plaie et, lorsqu'on a défait le pansement, on n'a trouvé au voisinage de cette dernière aucune coloration anormale.

M. Robert de Latour a également observé un cas d'érysipèle dans le cours du traitement, par l'ouate, d'une fracture compliquée ; ici l'érysipèle, né sur un autre point que le membre fracturé, fut arrêté dans sa marche envahissante par le bord supérieur de l'appareil ouaté. M. Robert de Latour a donné de ce fait une explication (?) favorable à la médication isolante. (2)

Je signalerai seulement, à propos de ces faits, l'in-

---

(1) G. MARTIN. Thèse de doct., Paris 1873.— Revue des sciences médicales, 1873, p. 965. — Voyez obs. de M. Lévêque. Société méd. de Reims, n° 11, p. 64, 1872.

(2) Tribune médicale. 1873.

fluence qu'a eue, sur la production de plusieurs d'entre eux, le pansement fait ou renouvelé dans les salles.

Dans le traitement d'une fracture compliquée, le renouvellement de l'appareil devra toujours être rarement entrepris. Quelquefois il est impossible de refuser au blessé cette satisfaction; elle le rassure sur l'état de sa plaie, ramène le sommeil et fait disparaître des accidents fébriles que l'inquiétude, la pusillanimité seules peuvent expliquer. Dans les quinze premiers jours, on ne devrait y procéder qu'après la constatation des *trois symptômes* suivants : l'élévation persistante de la température, la douleur revêtant le caractère d'arrachement, de tiraillement, enfin, l'odeur aigre du pansement. Ils *ont entre eux une étroite corrélation* et *fournissent l'indication d'un pansement à renouveler*. Plus tard, l'appareil ne doit être changé que quand il est impossible de le faire durer encore, jusqu'à la présomption ou la certitude de la consolidation.

Lorsqu'on a institué, par l'ouate, le traitement d'une fracture compliquée, il ne sera pas prudent de le cesser brusquement. Il peut se passer alors des phénomènes qui rappellent ceux qu'on remarque à la suite d'une irrigation continue mal surveillée ou trop vite abandonnée.

Un homme entra dans le service de M. Verneuil pour une plaie grave de la main, causée par une machine à engrenage. Le pansement ouaté fut appliqué sur-le-champ. Le même jour, le blessé, qui était très-pusillanime et dans l'état moral le plus fâcheux, accusa des douleurs assez vives; en même temps, le thermomètre monta rapidement. Le pansement fut enlevé quarante-huit heures après son application. La plaie était dans les conditions les plus favorables : ni gonflement, ni rougeur, ni suppuration. Toutefois, de l'extrémité de l'index blessé partait une seule traînée lymphatique, tranchant par sa coloration, d'un beau rose, sur le tégument du dos de la main, qui était basanée par sa couleur naturelle. Le malade, qui attribuait sa douleur et son malaise au

pansement, supplia de le supprimer. M. Verneuil eut
alors recours aux émollients, aux bains locaux répétés
matin et soir, les onctions mercurielles sur l'avant-
bras, etc. Mais la plaie ne tarda pas à prendre mauvais
aspect; le cinquième jour le tétanos (1) se déclara et
amena la mort six jours après son début.

Je connais encore d'autres faits qui rappellent la justesse de cette remarque de J. L. Petit. « Si la gangrène
survient dans un appareil trop serré, on peut encore l'observer quand on abandonne trop tôt la compression (2). »

Quand le traitement est en bonne voie, il serait fâcheux
de renouveler l'appareil trop souvent. J'ai entendu M. le
professeur Trélat dire à la Société de Chirurgie : « Lorsque
nous serons arrivés à laisser les plaies tranquilles et pro-
pres, ce sera le triomphe de la chirurgie. » La tranquillité
pour une plaie est en effet une des conditions importantes
à la guérison, et M. Grellois se plaignait avec raison d'a-
voir rencontré chez les femmes, à Metz, l'amour du pan-

(1) Il est une complication des fractures compliquées, et principalement
des lésions intéressant les orteils ou les doigts de la main, contre laquelle
le pansement à l'ouate me paraît offrir quelques ressources. Je sais des
chirurgiens qui ont renoncé à la méthode de M. Alph. Guérin parce que,
sous l'ouate, le blessé avait été pris de tétanos. Cela signifie que, si le pansement à l'ouate est excellent, on ne peut exiger qu'il soit infaillible.
Toutefois, il existe une cause, dont l'action est manifeste sur la production
du tétanos et que je crois mieux prévenue qu'avec tout autre appareil, par les
pansements au coton. La funeste influence, que possède alors l'impression
du froid, sur une plaie, a été signalée assez souvent, et récemment encore,
M. Viardin père, mon bienveillant maître à l'Hôtel-Dieu de Troyes, en rappor-
tait à la Société de l'Aube, des observations fort concluantes. (*Bulletins,*
tome II, page 250). Or, je trouve cette complication très-rarement signalée
dans les observations nombreuses que j'ai vues, de plaies des doigts ou des
orteils, pansées à l'ouate, tandis que, sans avoir de chiffres précis à donner,
mes souvenirs me rappellent un certain nombre de cas de tétanos observés
à l'hôpital St-Louis, avant que M. Alph. Guérin n'eût découvert et appliqué sa méthode. Le fait m'a paru digne d'être signalé. (Voyez Obs. de
M. Doyen, *Société médicale de Reims,* p. 64, 1872. — Panas. *Gaz. hebd.*
1872.)

(1 *Œuvres chirurgicales,* Ed: Pigné, 1er vol., p. 132.

sement porté à un tel point, qu'il devenait dangereux
pour la consolidation et la cicatrisation (1).

« Panser fréquemment les plaies, dit Grashuis, les
essuyer trop souvent sont des choses fort nuisibles à la
guérison (2). »

« Par quoy, pour les raisons susdites, dit Ambroise
Paré, il n'est besoin de si souvent panser les ulcères, s'il
n'y a accidents qui surviennent, ny de les essuyer si soigneusement. »

« Ce qu'il faut éviter, dit Magati, avec grand soin, c'est
le contact de l'air; ce sont les mouvements, parce qu'ils
dérangent le travail d'agglutination (3). »

Et quand la guérison sera enfin obtenue, le pansement
à l'ouate pourra encore être utile au blessé, en lui faisant
éviter, dans l'exercice d'un membre, devenu malhabile,
les chocs qui pourraient en compromettre la solidité.

Quand cette consolidation est-elle obtenue avec le pansement à l'ouate? La solution d'une semblable question est
impossible; le délai, que demande un pareil résultat, est
si long (4) qu'on en oublie les lenteurs, lorsqu'on nourrit
le légitime espoir de réaliser ainsi la conservation des
membres les plus compromis.

(1) GRELLOIS. *Histoire médicale du blocus de Metz*. 1872. — SERVIER. *Gaz.
hebd.*, analyse. 1872,

(2) GRASHUIS. *Prix de l'Acad. de chir.*. t. IV, p. 126. 1782.

(3) CÉSAR MAGATI. *De rara vulnerum medicatione. seu de vulneribus raro
tractandis*. Venise, 1616.

(4) *Mémoires de l'Académie de Chirurgie*. t. II. Obs. par M. Cannac.
p. 494.

CHAPITRE III.

I. — Principes de la Méthode.

La doctrine, que l'absorption des miasmes (1) par les plaies est l'une des causes productrices de l'infection purulente, constitua l'origine des pansements de M. Alph. Guérin, et la filtration de l'air à l'aide de l'ouate en fut le principe.

La réalisation du but poursuivi exigea l'intervention forcée de plusieurs méthodes de traitement des plaies, et c'est ainsi que, dès le début, furent réunies, dans la nouvelle méthode, la compression élastique, l'immobilisation, le maintien à une température constante, et la rareté des pansements. L'importance que possède chacun de ces principes connus est indéniable, et c'est en les réunissant au principe de sa méthode que M. Alph. Guérin a réalisé les mérites de son œuvre et les avantages de sa découverte. Aussi M. Guyon a-t-il eu raison d'écrire : « Le filtrage de l'air paraît être la condition la plus importante réalisée par le pansement à l'ouate ; mais la compression élastique qu'il exerce, le maintien de la plaie à une température uniforme, la rareté du pansement, etc., sont autant de conditions adjuvantes, dont la part, dans le succès définitif, aurait besoin d'être déterminée. *M. A. Guérin n'hésite pas à attribuer ses succès à l'ensemble de ces propriétés...* Ce serait détourner l'attention du chirurgien des qualités multiples, qu'il doit simultanément demander aux pansements à l'ouate, que de le considérer soit comme un pansement rare, soit comme un pansement par occlusion, et même, nous n'hésitons pas à le

(1, A. Guérin Discours à l'Académie de Médecine, 6 Juin 1871.

dire, comme doué de la seule propriété de filtrer locale-
ment l'air qui arrive au contact de la plaie (1). » Ce juge-
ment est bien conforme à la vérité; l'erreur est dans
toutes les opinions, qui n'y font découvrir qu'un pansement rare ou antiseptique, un appareil inamovible ou à
incubation, au lieu de reconnaître que toutes ces propriétés ont été réunies par la découverte du pansement à
l'ouate. Elles n'ont qu'un avantage, c'est de démontrer
que l'appareil possède ces qualités.

Les expériences de Pasteur, celles de Tyndall (2) mettent hors de doute la filtration de l'air par le coton : et un
appareil, réalisé comme le prescrit M. A. Guérin, met le
blessé à l'abri des complications, dont le germe est contenu dans l'atmosphère. La preuve de la filtration de l'air
par ces pansements devient, pour ainsi dire, expérimen-
tale. On l'a nié, mais lorsque dans une série d'opérations, pratiquées par le même chirurgien, dans le même
hôpital, sur des blessés et pour des blessures de même
ordre, on voit tout-à-coup la mort suspendre ses ravages, à l'apparition d'un nouveau pansement; lorsque
l'on constate qu'elle continue à faire des victimes partout
où ce pansement n'est pas employé, et que les guérisons
ne sont comptées qu'à partir du moment où ce nouveau
pansement est mis en usage, il faut admettre que ce
pansement modifie, d'une façon quelconque, les relations
dans lesquelles se trouvaient, sous les autres pansements,
la plaie et l'air environnant.

Est-ce en supprimant l'accès de l'air, par occlusion,
qu'agissent les pansements à l'ouate? Je ne le crois pas
pour plusieurs raisons, et surtout, parce que l'air traverse
les pansements à l'ouate. Le fait a été nié catégorique-
ment, mais il existe.

Quelques expériences, instituées par MM. B. Anger (3),

(1) F. Guyon. *Chir. clinique,* p. 528.
(2) Tyndall. Cours scientifique, 1870. Poussières et maladies.
(3) Thèse d'agrégation. 1872. Paris.

Combes (1), etc., d'autres, entreprises au Collége de France, sous l'inspiration de M. A. Guérin, prouvent que l'air passe à travers un appareil ouaté, tel que nous l'avons décrit. J'ai aussi, malgré mon incompétence, institué quelques expériences dans ce but, et en donnant ici le résultat de quelques-unes d'entre elles, je désire seulement faire attendre celles que M. A. Guérin a dirigées et dont je viens de dire le résultat.

Mes expériences ont été faites, cette année, dans le service de mon savant et digne maître, M. Potain, avec l'aide de M. Esbach, qui a bien voulu m'aider de ses connaissances en chimie. Elles avaient pour but de rechercher et de montrer si, entre la partie malade et l'air extérieur, il se faisait un échange, un courant qui permît à celui-ci d'arriver jusqu'à celle-là. Nous avons employé le monosulfure de sodium en deliquium. Ce liquide, déposé sur la partie mise en expérience, devait, pendant son contact avec la sueur, et grâce à l'acidité de celle-ci (2), donner naissance à de l'hydrogène sulfuré; et si cet hydrogène sulfuré traversait l'appareil ouaté, il devait impressionner des papiers à l'acétate de plomb, perdus dans les diverses couches de l'appareil, et y déceler son passage par le changement de la coloration blanche de ces papiers réactifs en une coloration jaune-brun plus ou moins foncée.

Afin d'être assuré que l'hydrogène sulfuré produit, ne prendrait pas une autre voie que les couches d'ouate pour arriver aux papiers réactifs, nous avons procédé de la façon suivante :

Expérience I.— Sur une femme de la salle Ste-Anne, 3, atteinte d'une hydarthrose du genou droit, nous avons d'abord, sur le milieu de la cuisse et sur le milieu de la jambe, étalé avec un pinceau une couche d'une solution de gomme arabique très-

___

(1) Thèse de doctorat. 1871. Paris.
(2) P. Favre. Acad. des Sciences. Nov. 1852. — Riche. *Chimie médicale.*

concentrée,sur une largeur de cinquante centimètres environ. Une bande d'ouate fut appliquée ensuite sur chacune de ces parties et l'adhérence fut ainsi déterminée immédiatement. Dans l'espace laissé libre entre ces deux bandes d'ouate, nous avons étendu sur le genou une certaine quantité (10 gouttes environ) de monosulfure de sodium en deliquium. Alors nous avons appliqué un appareil ouaté, suivant les règles. Des papiers réactifs à l'acétate de plomb furent successivement placés, à différentes hauteurs, dans les couches du pansement.

Le lendemain, la malade se plaignit de souffrir de la compression ; les orteils, qu'on avait eu soin de laisser à découvert, conservaient leur couleur et leur chaleur normales. L'appareil fut enlevé vingt-quatre heures après l'application.

Les papiers réactifs, même les plus superficiels, présentaient la réaction caractéristique: celle-ci était naturellement plus prononcée sur les papiers que les lames d'ouate séparaient moins du monosulfure de sodium.

Expérience II.— Nous avons répété la même expérience le 28 avril sur un malade convalescent de rhumatisme articulaire aigu. Au bout de seize heures, les papiers réactifs à l'acétate de plomb avaient manifestement subi l'influence de l'hydrogène sulfuré.

Nous avons cherché ensuite à voir si le courant, qui se produisait de la partie mise dans l'appareil vers l'air extérieur, existait dans le sens opposé, et nous avons disposé l'expérience de la façon suivante :

Expérience III.— Sur une femme lypémaniaque et qui, s'étant précipitée d'un entresol, avait une violente entorse avec ecchymose considérable autour des articulations du pied droit, M. Potain me fit appliquer un appareil à l'ouate. J'eus soin de placer dans les différentes couches de l'appareil de l'amidon en poudre. Puis sur la première bande, destinée à donner une forme à l'appareil, je mis un morceau de coton iodé (Méhu). La compression élastique fut ensuite achevée comme à l'ordinaire.

L'appareil, qui était placé dans un but curatif, fut enlevé le vingt-et-unième jour ; on put très-bien voir alors que les vapeurs d'iode en avaient traversé les différentes couches, car

la poudre d'amidon avait pris partout une teinte violette très-
nette. L'entorse était guérie.

Expérience IV. — J'ai répété l'expérience précédente sur une
femme atteinte d'arthrites rhumatismales, avec érythème du
pied droit ; au lieu d'amidon en poudre, je plaçai dans les différentes couches de l'appareil des papiers trempés dans l'eau ami-
donnée. La coloration violette qu'ils avaient prise, quand on ôta
l'appareil, montra le passage à leur niveau d'un courant d'air
chargé de vapeurs d'iode.

Ainsi, l'air passe dans l'appareil ouaté méthodiquement
appliqué et constamment surveillé ; si, arrivé à la plaie, il
ne lui apporte pas les influences malsaines qu'il possède,
on doit accepter qu'il en a été dépouillé pendant son par-
cours assez lent à travers l'ouate.

On a nié que cette propriété fût réelle, parce que dans
certains appareils on a trouvé du pus, qui renfermait des
myriades de vibrions (1), et qui, injecté à des animaux,
développait sur eux des phlegmons gangréneux (2). Je
n'ai pas encore pu lire le mémoire de M. Poncet sur ce
sujet, et je ne sais s'il y est fait mention d'autres accidents
survenus chez les animaux, soumis à ces expériences. Je
ne veux pas encore une fois attaquer les appareils sous
lesquels M. Poncet a cherché le pus, destiné à son expérimentation ; mais je rappellerai seulement que, sous des
appareils qui avaient été bien appliqués et bien surveillés,
M. J. Renaut, répétiteur au laboratoire d'histologie du
Collége de France, n'a pas trouvé trace d'organismes inférieurs vivants ou morts.

J'ai, chemin faisant, énuméré les divers avantages que
le chirurgien peut retirer des pansements à l'ouate dans
le traitement des plaies. Avant de les montrer mieux encore par des faits, je signalerai celui que M. Verneuil a
spécialement étudié, et par lequel se constitue très-rapi-

(1) Wood, *British medical association.* 8 Août 1873.
(2) *Gazette hebd.*, 1872, p. 634.

dement, sous l'ouate, un rempart entre les parties vivantes et les molécules du foyer traumatique ou du milieu ambiant.

« L'organisation protectrice de la surface blessée marche très-vite et très-bien sous l'enveloppe ouatée, tandis que le sphacèle moléculaire et l'altération des exsudats sont notablement atténués et retardés (1). »

C'est ainsi que, par la filtration de l'air, et grâce à la rapidité avec laquelle s'organisent, sous l'ouate, les solutions de continuité, c'est ainsi, dis-je, que sont écartées les causes d'infection, dont la gangrène moléculaire de la plaie, ou les germes morbides contenus dans l'atmosphère pourraient être le point de départ.

II.— Faits et Observations.

I. *Luxation tibio-tarsienne de la jambe droite en avant et en dehors, compliquée de fractures multiples. Ankylose consécutive avec attitude du pied placé en équin varus.— Amputation sus-malléolaire. Réunion immédiate. Pansement à l'ouate, guérison.*— *(Par* R. MOUTARD-MARTIN, *interne du service).*

G... Louise, 38 ans, entre le 30 Septembre 1872, salle Ste-Marie, 14, hôpital Necker, service de M. le docteur Désormeaux (2).

(1) VERNEUIL. Congrès de Lyon, 1872.
(2) Bulletin de la société anatomique. 23 Mai 1873.— Progrès médical. 9 août 1873.

Le 6 Mai 1873, amputation sus-malléolaire (J. Roux), suture des lambeaux avec des fils métalliques. Ouate.

7 Mai. — Le pansement est taché de sang près du genou : lotion phéniquée au $\frac{1}{10}$; nouvelle couche d'ouate.— La malade ne souffre pas.

Sauf le 8 Mai, la température oscille entre 37° et 38° 4 ; le 8 Mai, matin, T. A. 37° 7, le soir, 38° 8 ; 9 Mai, 39° 2.

Le 23 Mai, on enlève le pansement ; réunion des lambeaux dans les trois quarts externes de leur étendue ; léger décollement à la partie interne du tibia ; drainage. On applique le pansement ouaté par dessus.

3 Juin.— Le pus s'écoule au niveau du genou ; le lambeau est complètement réuni ; le décollement n'existe plus. Néanmoins, le 4 Juin, comme la pression du moignon fait sourdre du pus, M. Désormeaux passe un drain. Excoriations du moignon.

La malade est sortie le 15 Août, il existait encore un petit orifice à la partie postéro-interne du moignon.

II. *Tumeur blanche tibio-tarsienne. — Amputation sus-malléolaire. Réunion immédiate. Ouate. Guérison. (Par* VERRON, *interne des hôpitaux).*

C... G., vitrier, 21 ans, entre le 5 avril 1873, salle Ste-Marthe, 30, hôpital Saint Louis, service de M. le docteur E. Cruveilhier.

L'état général du malade est très-mauvais : maigreur excessive, teint subictérique, appétit nul, insomnie, accès de fièvre quotidiens.

30 Mai, l'immobilisation ne donnant pas de résultats, M. Verron pratique l'amputation de la jambe. (Lambeau postérieur très long, petit lambeau antérieur comprenant la peau et les muscles. Section des os à dix centimètres au-dessus de l'articulation).

Les deux lambeaux sont rapprochés très-exactement et maintenus par trois bandelettes, collodionnées à leur extrémités, longues de 40 centimètres et larges de 3. Les deux angles de la plaie sont laissés libres.

Le pansement à l'ouate remonte jusqu'à la partie moyenne de la cuisse.

L'état général s'améliore rapidement : huit jours après, température normale ; le malade reprend les apparences d'une bonne santé ; il y a absence complète de douleurs dans le moignon.

L'appareil est levé le douzième jour, la plaie est cicatrisée dans toute son étendue, sauf aux deux extrémités : là, il existe deux plaies bourgeonnantes, longues d'un centimètre, et ayant cinq millimètres de hauteur.

Pansement à l'ouate jusqu'au 1er Juillet. La plaie est réunie et protégée désormais par un pansement simple. Vincennes, le 25 Août.

Voici les chiffres de la température axillaire pendant les onze premiers jours du traitement :

29	Mai,		soir	39° 2		4	»	37° 4,	soir	
30	»	opération,	»	37° 3		5	»	37° 4,	»	38° 3
31	»	38°	»	38° 2		6	»	38° 3,	»	38° 4 .
1	Juin	37° 4,	»	39°		7	»	37°	»	37° 3
2	»	37° 4,	»	39›		8	»	37° 3,	»	37° 3
3	»	37° 3,	»	38° 2		dès lors, température normale.				

III. *Tumeur blanche tibio-tarsienne. — Amputation sus-malléolaire. Réunion immédiate. Ouate. Guérison. (Par* VERRON, *interne des hôpitaux).*

P... Auguste, imprimeur, 18 ans, entre le 27 Mai 1875, salle Ste-Marthe, 39, hôpital St-Louis. Service de M. E. Cruveilhier.

L'affection date d'un an, elle paraît avoir débuté par le tarse, l'articulation du pied avec la jambe semble avoir été prise en dernier lieu.

M. E. Cruveilhier, pratique le 27 Juin, l'amputation sus-malléolaire, méthode elliptique. La réunion est faite avec des bandelettes collodionnées, puis un pansement à l'ouate recouvre le moignon.

Dès les jours suivants, l'état général s'améliore, la fièvre qui, était continue, a cessé complètement au bout de six jours : l'appétit qui était nul, revient ; le malade peut dormir, il ne souffre pas.

On lève l'appareil le quinzième jour ; le tiers moyen de la plaie est complètement cicatrisé ; de chaque côté, il y a deux petites plaies triangulaires qui ont une largeur de deux centimètres.

Nouveau pansement à l'ouate qui est laissé en place jusqu'au

1er Août. Dès lors, occlusion au diachylon.

30 Août. Vincennes. — Il supporte très-bien une jambe artificielle.

Voici les chiffres de la température, prise dans l'aisselle, pendant les cinq premiers jours :

27 Juin, opération, soir 37°				30 matin	38°	soir	38°
28 matin	40°	»	40° 5	1er septembre 37° 2		»	37° 2
29	»	39°	»	58° 4			

A partir du 2 Septembre la température est normale.

IV. *Plaie par éclat d'obus. Plaie du pied, communiquant avec l'articulation astragalo-scaphoïdienne. — Irrigation continue. Phlegmon diffus. Amputation de la jambe au 1/3 supérieur. Lambeau postérieur. Drainage. Réunion immédiate. Ouate. Guérison. (Par* CHESNEL, *interne des hôpitaux).*

D... A., paveur, 40 ans, a été blessé, le 27 Décembre 1872, par les éclats d'un obus qu'il voulait dévisser ; il est couché au no 3 de la salle St-Pierre, service de M. Désormeaux, hôpital Necker.

L'orifice qui fait communiquer la plaie du dos du pied avec l'articulation astragalo-scaphoïdienne, est très-étroit. M. Désormeaux prescrit l'irrigation continue.

Phlegmon autour de la plaie ; drainage de collections purulentes qui se font dans la jambe, injections phéniquées. Le malade déjà faible, s'amaigrit rapidement. La fièvre est indiquée par 120 puls.; 38° 5 à 40°, survient du délire ; le 27 Janvier 1875, un vaste abcès du mollet est ouvert, il donne issue à des débris de tissu cellulaire sphacélé ; sphacèle des trois premiers orteils, nécrose du tibia, etc. ; l'état de faiblesse du malade diminue un peu vers le 8 février, et le 18 février, M. Désormeaux pratique l'amputation de la jambe à l'union du tiers moyen avec le tiers supérieur ; lambeau postérieur ; un drain est placé dans le cul de sac situé à la base du lambeau ; réunion par 13 points de suture métallique. Ce lambeau est traversé par une fistule, résultat d'une incision faite antérieurement. Après lavage à l'alcool camphré étendu $\frac{1}{2}$, on applique le pansement à l'ouate.

Le lendemain, le malade accuse d'assez vives douleurs.

20 Février, les douleurs ont cessé ; l'appétit est meilleur. La nuit a été bonne, 120 puls.

22 Février.— T. A. 37° 2. Le 3 Mars, on note des douleurs assez vives pour empêcher le sommeil ; cependant apyrexie complète ; la température est à 37° 2.

4 Mars (15ᵉ jour), on enlève l'appareil. La réunion est obtenue partout ; seuls, les angles de la plaie, par où sortent les extrémités du drain, sont encore béants. On réapplique un nouveau pansement à l'ouate. Le soir, 120 puls. 37° 2, souffrances assez vives. Dès le lendemain, l'état général devient excellent, appétit très-bon, sommeil, etc.

21 Mars ; les angles offrent encore quelques bourgeons charnus ; les plaies qui résultaient des anciennes incisions sont presque cicatrisées, il n'y a pas le moindre gonflement du moignon ; il n'y a pas eu la plus petite douleur.

Soir, 36° 6, 100 puls.

6 Avril.— Cicatrisation complète. Le malade a quitté l'hôpital dans le courant du mois.

V. *Broiement du pied par un wagon. — Amputation tibio-tarsienne. Pansement à l'ouate. Accidents fébriles. Sphacèle des parties molles. Guérison. (Communiquée par M. le Dʳ* TILLAUX.)

J..., âgé de 24 ans, aiguilleur, est entré à l'hôpital Lariboisière, dans le service de M. le docteur Tillaux, le 10 Janvier 1873, salle Saint-Louis, 26.

A deux heures de l'après midi, il a eu le pied droit pris sous une roue d'un wagon en marche. La roue a broyé toute l'extrémité jusqu'au cou-de-pied. A six heures du soir, M. Tillaux pratique l'amputation tibio-tarsienne.— Long lambeau talonnier, côté interne. L'hémostase est obtenue après un temps assez long.— Artérioles de la peau.— Un pansement à l'ouate est ensuite appliqué.

11 Janvier.— Le malade n'a pas dormi. Pouls plein, 132. T. A. 40°, soif vive. Douleur au pied. L'état général est resté bon, soir 39° 5.— 12 Janvier, matin 39° 8 ; soir, 39° 6.— 13 Janvier, un peu de suintement à la partie inférieure du pansement. On ajoute de l'ouate. Le malade accuse une très-légère douleur. L'état général est excellent, 39° 6 ; soir 39° 6.

14 Janvier. Il n'y a plus de douleur, ni suintement. La nuit a été très-bonne. Soif vive. T. A. 39° 6. L'état général est meilleur encore.— 15 Janvier, 40° 2 ; soir, 40°.— Le 16, 17, 18, on donne 0,50 centigrammes de sulfate de quinine, à cause de l'état fébrile ; il n'y a pas eu de frisson.

19 Janvier.— T. A. 40° 4.

22 Janvier. — 39° 2. Le malade a mal dormi. Il souffre un peu. L'état général est redevenu excellent.

27 Janvier. — 37° 5. Etat général excellent.

31 Janvier. — On enlève l'appareil ouaté ce matin. Depuis deux jours le malade se plaignait, dans le courant de la journée et pendant la nuit, de vives douleurs dans le genou, l'état général restant d'ailleurs toujours aussi satisfaisant. Le lambeau n'est pas réuni à l'autre surface de la plaie, mais il est parfaitement vivace, recouvert de bourgeons charnus, rosés et de très-bon aspect. Les parties molles de la région inférieure et antérieure de la jambe, depuis la surface de l'amputation jusqu'à la réunion du 1|3 inférieur avec les 2/3 supérieurs, sont sphacélés et détachés. Il en résulte une surface bourgeonnante qui commence à recouvrir les surfaces interne et antérieure du tibia, qui sont néanmoins dénudées dans sept à huit centimètres de hauteur, sur deux de largeur. Surface blanche, pas de nécrose. Sur le reste de la jambe, larges plaques rouges, érythémateuses. Aucune altération des cartilages. Plaie douloureuse, peu saignante. Aspect de bonne nature. On favorise la réunion secondaire du lambeau par des bandelettes de diachylon : le pansement est fait avec de l'eau alcoolisée.

1er Février. Le malade a souffert un peu. T. A. 37° 2. Etat général bon. Même pansement.

Le malade est sorti, en voie de guérison, à la fin du mois de Mars.

Il est rentré dans la même salle, et on a enlevé, le 25 Juin, une esquille.

VI. *Tumeur blanche du genou.— Amputation de cuisse. Ouate. Guérison.*

P*** Zélie, 16 ans, entre, le 15 Juin 1872, salle St-Jean, n° 1, hôpital de la Pitié, service de M. L. Labbé (par Coyne, interne des hôpitaux).

Au moment de l'entrée, on constate une tumeur blanche du genou droit. Il existe un abcès à la partie interne, qui ne communique pas avec l'articulation. Cet abcès est ouvert et l'incision donne une grande quantité de pus.

Surviennent des décollements multiples; la jambe se déjette en dehors. Le membre s'œdématie. *Cachexie extrême.*

Amputation au *tiers supérieur*, le 17 Août.

Application d'un pansement à l'ouate. Soir, T. A. 37° 3.

18 Août. — 37° 4. La sérosité a un peu filtré à travers le pansement. On ajoute de l'ouate : les douleurs intenses, qui avaient existé depuis l'application de l'appareil, semblent se calmer ensuite.

19 Août. 37° 6, soir, 37° 6.	23 Août. 37° 6, soir, 37° 8.
20 Août. 37° 6, soir, 57° 8.	24 Août. 37° 6, soir, 38°.
21 Août. 37° 4, état général	25 Août. 37° 1.
bon, appétit excellent,	26 Août. 37° 6, soir, 38° 2.
soir, 38°.	27 Août. 37° 3, soir, 37° 4.
22 Août. 37° 4, soir, 37° 8.	28 Août. 37° 4, soir, 38° 7.

17 Septembre. — On lève le pansement. Le segment du membre, qui au moment de l'opération était *très-infiltré*, a diminué de volume. Toute la plaie est recouverte de bourgeons charnus; la moëlle qui apparaît dans le canal est bourgeonnante. Une rondelle d'os est nécrosée. Plaque d'érythème en dehors et en haut, vers l'épine iliaque antéro-supérieure. Inflammation légère sur les bords, de la manchette. On réapplique un pansement à l'ouate. Soir, 37° 4.

18, 19, 20 Septembre. — Etat général excellent, appétit très-développé. Pas de fièvre.

5 Octobre. — Le pansement n'a pas d'odeur.

8 Octobre. — On enlève l'appareil, qui est souillé par les urines. La cicatrisation a réduit la plaie de moitié. L'os est en grande partie recouvert de bourgeons charnus. Il y a de l'érythème dans le pli de l'aine. *Embonpoint remarquable.*

11 Octobre. — Conicité du moignon. Pansement au styrax.

La malade est sortie guérie, au mois de Janvier 1873.

VII. *Ostéo-Périostite du tibia. — Amputation de cuisse. Torsion de la fémorale. Ouate. Absence de phénomènes fébriles marqués. Guérison. (Communiquée par M. le D*r TILLAUX.)

Le nommé F......, âgé de 17 ans, mécanicien, est entré à

l'hôpital Lariboisière, le 4 février 1875, salle St-Louis, n° 19.

Cet enfant, très-chétif, est malade depuis dix jours. A la suite d'une violence, exercée sur la partie supérieure et interne de la jambe par le bout inférieur de la clef d'un étau, il a dû s'aliter. Vives douleurs. Cataplasmes.

A son entrée, on constate un abcès sous-périostique de la région antérieure et supérieure du tibia, avec propagation de l'inflammation au niveau des muscles de la région antérieure de la jambe, dans une étendue à peu près égale à celle de la paume de la main. L'articulation est intacte.

Ouverture de l'abcès en avant de la tubérosité antérieure du tibia, grande quantité de pus. On sent le tibia dénudé.

6 Février. — L'état général est bon. L'appétit reparaît. Les mouvements de l'articulation se font bien. Pas de douleur.

14 Février. — Depuis quelques jours, les explorations sont douloureuses. Douleur à la partie antérieure du tibia. Le périoste est décollé dans tout le 1/3 inférieur de la surface interne du tibia. Incision de l'abcès. Etat général assez bon. Diarrhée. T. A. 37° 5.

25 Février. — Plusieurs abcès ont été incisés entre le premier et le deuxième foyer. La diarrhée persiste. L'état général devient peu satisfaisant. Affaiblissement considérable. Toute la surface interne du tibia est baignée par le pus.

5 mars. — Décollement de l'épiphyse supérieure du tibia. L'articulation est encore intacte : la jambe, déjetée dans l'abduction, forme avec la cuisse un angle ouvert en dehors. Le malade souffre beaucoup. Il ne dort plus depuis trois jours. L'état général est très-mauvais.

L'amputation est urgente, elle seule peut offrir quelque chance de salut. Le père et le malade la refusent.

Après un peu d'amélioration survient un érysipèle le 31 Mars.

— Le 3 Avril la suppuration est toujours très-abondante, le malade ne mange plus, son affaiblissement est extrême.

5 Avril.— Amputation de la cuisse. Torsion de l'artère fémorable.— Ouate.

9 Avril.— Le malade va bien, il n'a pas de fièvre, il ne souffre pas. L'appétit a reparu. Le visage redevient meilleur.

16 avril.— On a noté une petite escarre au niveau de l'épine iliaque antérieure et supérieure produite par la pression des bandes du pansement. Etat général excellent.

28 Avril (23° jour).— Jusqu'à présent, l'état général a toujours été très-bon.— La température normale.— Le malade n'a éprouvé aucune douleur.— Les couches de l'appareil voisines de la plaie sont devenues dures comme du carton.— Elles adhèrent à la peau de la cuisse et aux bords de la plaie. Il n'y a pas de pus dans le pansement.

Plaie très-belle, rouge, bourgeonnante. La cicatrisation est prochaine. Pansement à l'alcool camphré.

29 Avril.— Le malade va très-bien, température toujours normale.— Voici d'ailleurs les oscillations de la température prise dans l'aisselle pendant quinze jours après l'amputation.

5 Avril.— Matin avant l'opération 36° 7, six heures après 38°, le soir 37° 8.

6 Avril. Matin 36° 7, soir 37° 2			13 Avril. Matin 37° 2, soir 37°		
7 Avril. » 36° 8, » 37°			14 Avril. » 37° 2, » 37° 2		
8 Avril. » 36° 5, » 37°			15 Avril. » 37°, » 37°		
9 Avril. » 37° » 37° 2			16 Avril. » 37° 1, » 37°		
10 Avril. » 37° 4, » 37°			17 Avril. » 37° 4, » 37° 2		
11 Avril. » 36° 8, » 37°			18 Avril. » 37° 2.		
12 Avril. » 37° 3, » 37°					

VIII. *Broiement de la main.— Désarticulation du poignet. Pansement à l'ouate. Fusée purulente dans la gaîne d'un fléchisseur. Guérison. (Par M. le docteur* CRUSSARD, *de Neufchâteau, Vosges.)*

Pendant trente-six heures, pas de douleur spontanée; le malade s'est heurté violemment contre un meuble et n'a pas senti dans le moignon la moindre souffrance.

Le pansement étant taché de sang, l'appareil est enlevé; une artériole est liée, puis le bandage refait.

Le malade continue à perdre du sang en nappe. L'ouate est cependant réappliquée, à cause du bien-être que ressent le malade. Enfin l'hémostase se produit, mais la suppuration devient abondante. L'appareil étant enlevé de nouveau, on voit que le pus venait de la gaîne d'un tendon fléchisseur, arraché par l'accident (machine à engrenage). « J'insiste sur l'appareil ouaté, comptant sur l'effet de la compression élastique, et à notre grande satisfaction, au bout de deux jours, cet abcès était complètement guéri. » Dans la suite, le lambeau s'est un peu mortifié, mais les bourgeons charnus firent de rapides progrès et, alors, l'affrontement étant fait avec des bandelettes de diachylon, la guérison fut bientôt obtenue.

IX. *Ostéo-sarcome du fémur droit.* — *Désarticulation de la hanche. Torsion de la fémorale. Pansement à l'ouate. Guérison. (Par* VEYSSIÈRE, *interne des hôpitaux.)*

La nommée F... Eugénie, 13 ans, est entrée, le 26 Octobre 1872, à l'hôpital St-Louis, dans le service de M. Tillaux, salle Ste-Marthe, 68.

Cette malade porte à la partie externe de la cuisse droite une tumeur dont la plus grande circonférence mesure 62 centimètres ; elle remonte à 3 centimètres au-dessus de l'arcade fémorale. Le début date de quinze mois. A la suite d'un traitement empirique (caustiques), il s'est produit à la partie antéro-externe une ulcération profonde, taillée à pic et mesurant 7 centimètres de diamètre. La peau qui recouvre la tumeur est tendue, sillonnée de grosses veines variqueuses ; on trouve seulement, à la partie postéro-interne de la cuisse, une peau saine et pouvant être utilisée pour un lambeau.

La malade étant dans un état d'anémie extrême, très-affaiblie par la suppuration de l'ulcération, etc., la désarticulation de la hanche est pratiquée le 30 Octobre.

Il s'est écoulé peu de sang artériel pendant l'opération (compression exacte de l'aorte au-dessus de l'ombilic, dissection rapide du lambeau postéro-interne) ; mais il s'est fait un écoulement notable de sang veineux par le lacis variqueux qui entourait la tumeur. Il en résulta, à cause de l'état d'affaiblissement considérable dans lequel se trouvait la malade, une syncope grave ; la respiration artificielle dut être employée pendant un certain temps, pour ramener la petite opérée à la vie.

On applique ensuite avec soin le pansement ouaté ; fragments d'ouate entre le lambeau et la cavité cotyloïde ; spica d'ouate autour du bassin et du moignon. Compression énergique, mais égale, de tout l'appareil.

30 Octobre, *soir.* — Le pouls est encore très-petit ; affaiblissement extrême ; le moindre mouvement amène l'imminence d'une syncope. T. A. 37° 2.

31 Octobre. — 144 puls. T. A. 38° 8. La nuit a été bonne ; le

regard n'est plus éteint comme la veille ; la figure est moins tirée. La malade prend volontiers du bouillon et de l'eau rougie. — Soir : 144 puls. T. A. 39° 1.

1er Novembre. — 39°, 144 puls. L'état général se relève sensiblement, malgré la fièvre.

Les jours suivants, la fièvre va rapidement en décroissant : le cinquième jour, la température axillaire est à 38° ; le 5 novembre, elle est à 37° 8. L'appétit est bon, la malade mange des œufs, un peu de viande : elle prend des bouillons et du vin. P. extr. mou de quinquina. Aucune douleur au niveau de la plaie ; l'enfant accuse parfois des douleurs dans le pied. (Pendant tout le traitement elle ne s'est jamais doutée que sa cuisse tout entière avait été enlevée.)

27 Novembre. — T. A. 39°. La fièvre, qui avait entièrement cessé, se rallume et le lendemain on note 40°. M. Tillaux enlève l'appareil (quatre semaines). La plaie est rose et bourgeonnante ; mais autour d'elle, le séjour du pus a déterminé des excoriations jusqu'à la fesse droite. La fièvre est rapportée à cette lésion. On applique un nouvel appareil ouaté.

28 Novembre, *soir.* — T. A. 38° 8 ; le 29, 38° 4 ; la température baisse les jours suivants et suit une ligne normale jusqu'au 9 Décembre, où elle remonte de nouveau. L'appareil sent mauvais.

10 Décembre. — On change l'appareil. La plaie est presque complètement fermée ; la cavité cotyloïde est comblée par des bourgeons charnus, et le lambeau n'est point réuni, à la partie inférieure seulement ; là, il s'écoule un peu de pus. Pas de décollement. Un nouvel appareil, moins volumineux, est appliqué, et l'appareil fébrile disparaît de nouveau.

Le 16 Décembre, on peut dire que la cicatrisation est complète ; à l'extrémité postéro-externe de la ligne cicatricielle, il existe un point non fermé, par lequel font saillie quelques bourgeons charnus exubérants. La malade est engraissée, elle a repris des couleurs ; ses parents ne la reconnaissent plus. Elle peut se lever, marcher avec une béquille, et sort de l'hôpital à la fin de l'année.

La feuille où était tracée la courbe de la température, depuis le jour de l'opération jusqu'au 16 décembre, a malheureusement été égarée ; mais, en dehors des deux ascensions du 27 Novembre et du 9 Décembre, qui ont été inscrites dans l'observation, elle se maintenait toujours entre 37° 5 et 58°. Ces ascensions ont cessé chaque fois avec le renouvellement de l'appareil.

La malade n'a jamais souffert au niveau de la plaie, si ce n'est dans les derniers jours de l'application de chaque appareil : les douleurs reconnaissaient pour cause évidente les excoriations de la peau par le contact du pus.

Dans le courant de mars 1873, la petite malade a été revue par M. Veyssière, à Pantin. La santé générale était florissante; il existait à la partie externe de la plaie, un point de 3 à 4 millimètres, qui n'était pas encore cicatrisé.

X. *Amputation de la cuisse droite. — Pansement à l'ouate. Hémorrhagie à la suite d'une chute. Eponge oubliée dans le moignon.* — Résection de l'extrémité du fémur. — *Pansement à l'ouate. Guérison.*

Le nommé Juglet, 59 ans, fut amputé de la cuisse droite, le 25 Mai 1871, à l'hôpital St-Louis, service de M. A. Guérin. Après trois pansements à l'ouate, on eut recours à l'occlusion avec le diachylon : il était presque guéri quand il fut emmené à Ivry, le 4 Septembre.

Là, il fit une chute qui détermina non pas une fracture de cuisse, (comme je l'ai rapporté dans l'observation XII, que j'ai publiée en 1872, dans les *Archives de Médecine*), mais une hémorrhagie. Une éponge fut placée dans la plaie.

A sa sortie de l'hospice d'Ivry, le malade n'avait pas encore sa plaie fermée. Il revint à l'hôpital St-Louis, et entra dans le service de M. le docteur Panas, salle St-Augustin, 10. (15 fév. 1872.) La plaie avait des dimensions restreintes, elle était couverte de bourgeons charnus, rouges, enflammés, et çà et là on apercevait de petits points, d'aspect singulier, qui traversaient la couche granuleuse. Un examen régulier fit reconnaître qu'ils appartenaient à l'éponge oubliée dans la plaie. Les bourgeons charnus l'avaient emprisonnée. M. Panas dut pratiquer la résection de la partie inférieure du fémur, qui faisait une légère saillie. Le malade réclama un pansement à l'ouate et, cette fois, sortit bien et dûment cicatrisé (18 Mai 1872) (1).

----

(1) Journal de Lucas Championnière. Art. 9578. 1873.

XI. *Ablation de la jambe droite par une machine à raboter le fer. Fracture avec plaie du fémur gauche. Lésions multiples. — Amputation immédiate de la cuisse droite.* Résection du fémur gauche. *Tentative de conservation. Pansements à l'ouate. Hémorrhagie le 25e jour. Amputation de la cuisse gauche. Mort. (Par* ZIEMBICKI, *interne des hôpitaux.)*

Le nommé Avignon, âgé de 16 ans, employé dans une scierie mécanique, est entré, le 18 Mai 1872, salle St-Augustin, n° 50, dans le service de M. le docteur Tillaux.

Au moment où il remettait en place une courroie de transmission, il fut entraîné par un volant qui était animé d'un mouvement de cinquante tours à la minute. Pendant cinq minutes, dit-on, le malheureux fut emporté par cette rotation, passant à chaque tour, près d'une machine à raboter, qui détermina les lésions suivantes. Celles-ci furent constatées environ une heure après, à l'hôpital St-Louis.

La jambe droite a été complètement emportée : ce qui reste du squelette fait une saillie d'environ dix centimètres au milieu des parties molles, qui recouvrent l'articulation du genou et la partie supérieure du tibia. La partie détachée, encore recouverte des vêtements, a été apportée à côté du blessé.

Au membre inférieur gauche, il existe une fracture ou plutôt un décollement épiphysaire de l'extrémité inférieure du fémur. Le fragment supérieur a perforé les téguments et fait une saillie de huit centimètres. La large plaie, par laquelle il est sorti, se trouve à la partie inférieure et interne de la cuisse. Les battements de la pédieuse sont très-nettement perçus, l'articulation du genou ne paraît pas intéressée.

On constate encore une fracture de l'extrémité inférieure du radius droit, sans plaie, des contusions multiples avec excoriations sur le thorax, sans fracture de côtes, enfin des ecchymoses au-dessus de l'œil gauche.

D'après les renseignements recueillis auprès des personnes qui l'apportent, le blessé aurait perdu peu de sang. L'examen des vêtements confirme ce témoignage ; néanmoins le malade est très-pâle, dans un état de collapsus très-prononcé ; les mouvements sont languissants, il y a une résolution à peu près complète des membres supérieurs.

En présence de traumatismes aussi graves, dont les conséquences seront sans doute très-prochainement funestes et ne
pourraient être que précipitées par une double amputation de
cuisse sur un sujet aussi épuisé, après réflexion que, si le malade
survivait, l'intégrité du membre inférieur gauche lui serait
d'une extrême utilité, M. Tillaux se décide à tenir la conduite
suivante :

Régularisation, par une amputation de cuisse, de l'ablation
totale de la jambe droite :

Résection du fémur gauche, réduction de la fracture et tentative de conservation sous l'appareil de M. Alph. Guérin.

Le malade est endormi. M. Tillaux pratique l'amputation de
cuisse : méthode circulaire, torsion de l'artère fémorale. Pansement à l'ouate; puis après avoir réséqué la saillie du fémur
gauche, il opère la réduction. Mon collègue Hervey applique le
second appareil au coton; de nombreuses couches d'ouate entourent le membre depuis les orteils jusqu'à la racine du membre; d'autres, enfin, enveloppent le bassin : il n'a pas été
introduit de fragments d'ouate dans la plaie de résection. La
compression immobilise enfin ces parties. Le malade, étant alors
complètement éveillé, est convenablement placé dans son lit :
les mouvements, que nécessite cette manœuvre, ne paraissent pas
développer chez lui de trop vives douleurs.—P. potion de Todd.

19 Mai. — Le malade a passé une bonne nuit. Il a dormi, il
n'a pas souffert. L'état de collapsus a presque entièrement disparu. L'état général est aussi satisfaisant que possible. T. A.
37° 4 : on compte cependant 140 puls.

Soir. On note que de la sérosité sanguinolente a traversé le
pansement; de nouvelles couches d'ouate sont ajoutées à l'appareil. T. A. 38° 7. 150 puls.

20 Mai. — Le blessé n'accuse pas de douleur; le pouls est
cependant ample et bondissant : la chaleur de la peau âcre au
toucher. Le malade a vomi; 40° 5. 150 puls.

Soir : Subdélirium. Le malade marmotte entre ses dents des
mots inintelligibles. 40° 2.

21 Mai. — Il a été très-agité cette nuit. Il ne souffre pas;
quelques coliques. Le malade supporte de légers aliments.
Paresse de la vessie et du rectum. 40° 3. 150 puls.

Soir : 40° 5. 150 puls.

22 Mai. — Rétention d'urine. Cathétérisme. La constipation

persiste et le malade se plaint de coliques. T. A. 40° 4. 130. puls.
P. Lavement.

Soir : Le malade est allé à la selle. 39° 8. 130 puls.

23 Mai. — On note un peu d'affaissement, des plaintes continuelles. Le blessé n'accuse cependant des douleurs qu'au niveau du ventre. On coupe le bandage à ce niveau. Cathétérisme. 39°. 120 puls.

Soir : Le malade a pris un peu de bouillon et quelques bouchées de viande. 40°. 120 puls.

24 Mai. — La nuit a été assez bonne, le malade a transpiré abondamment. Il n'a pas encore uriné. Cathétérisme. Pas d'appétit. Le malade se plaint de souffrir dans les membres opérés, surtout du côté de la résection. Il accuse des battements à ce niveau. T. A. 39°. P. J. Sp. Morphine.

Soir : 39° 8.

25 Mai. *Septième jour*. — Les douleurs et les battements persistent. On enlève l'appareil du côté où la tentative de conservation a été faite. Il n'y a pas de décollement autour de la plaie, ni trace de fusée ; la plaie commence à se déterger. On constate le développement d'une arthrite intense du genou.

Après de nombreux lavages à l'alcool et avec une solution phéniquée, un nouveau pansement à l'ouate est appliqué. Le malade a été préalablement endormi. T. A. 38° 5.

Soir: Le malade n'accuse plus de douleur. Il a uriné 39° 8.

26 Mai. — T. A. 40°. — Soir : 40° 4.

27 Mai. — Sueurs profuses. Le facies indique que l'état général est mauvais. 39° 2.

28 Mai. — 40° 3. — Soir : 39° 8.

29 Mai. — Appétit presque nul. Diarrhée. Selles involontaires. On est obligé de sonder de nouveau le malade. Plaintes fréquentes sans cause nettement accusée. 38° 5.

Soir : 39° 2.

L'état général reste languissant du 31 Mai au 8 Juin. Pas d'appétit. La diarrhée reparaît à plusieurs reprises. La température se tient au-dessus de 38° 5 : elle atteint 40° 3.

Le 12 Juin, *vingt-cinquième jour après l'accident*, dès le matin, une hémorrhagie considérable a lieu par la plaie de la résection. On enlève l'appareil. Il existe un décollement qui remonte assez haut, avec fusées purulentes. M. Tillaux, après avoir discuté l'opportunité de la ligature de la fémorale, en pareil cas, fait l'amputation de la cuisse gauche. Torsion de l'artère fémorale. Un pansement à l'ouate est ensuite appliqué.

13 Juin. — Le malade a succombé. Il y a eu opposition à l'autopsie.

Comme l'examen de la jambe amputée en dernier lieu n'a point été fait, il est difficile d'expliquer l'hémorrhagie qui s'est produite le vingt-cinquième jour ; cependant tous les caractères qu'elle a présentés permettent, jusqu'à un certain point, de la rapporter à une hémorrhagie de la fémorale. Et si l'on rapproche ce fait du moment auquel il s'est produit, ne peut-on présumer qu'il s'est agi de l'élimination d'une escarre des parois du vaisseau, consécutive à la violente contusion éprouvée au moment où l'accident avait si violemment frappé le genou gauche ? La date, à laquelle se produisent ces hémorrhagies secondaires, est fixée par M. Legouest du quatrième au douzième ou quinzième jour (1). Mais il s'agit là d'une époque indiquée d'une façon générale et qui, si elle constitue la règle avec les méthodes de pansement ordinairement usitées, n'en comporte pas moins, comme toutes les règles, des exceptions, surtout lorsque les faits qu'elles concernent peuvent être modifiés par les conditions si différentes, dans lesquelles se trouvent placées les plaies sous les appareils à l'ouate. D'ailleurs, l'inflammation intense qui s'est développée dans l'articulation du genou, puis les décollements avec fusées purulentes qu'on a constatés le jour de cette hémorrhagie, n'ont peut-être pas été sans influence sur la production de ce grave accident : et bien que les expériences de Béclard (2), fortifiées par les observations ultérieures, aient démontré que l'inflammation ne se propage pas des parties voisines aux tuniques arté-

(1) Art. *Artères,* Dict. Dechambre.

Boyer a vu survenir cet accident dans la nuit du dix-neuvième au vingtième jour et faire périr le malade, qui ne fut pas secouru à temps. *Traité des Maladies chirurgicales,* t. II, p. 167. 1826.

(2) *Recherches et Expériences sur les blessures des artères.* 1817.

rielles (1), on ne saurait oublier l'enseignement d'un de
nos maîtres. « Les escarres, dit Nélaton, sont éliminées du
huitième au douzième jour. On aurait pu croire que l'oblitération des vaisseaux est alors assez complète pour qu'on
n'ait point à redouter un accident de cette nature; mais
n'est-il pas probable que l'inflammation si violente, qui se
développe dans les plaies par armes à feu, peut ralentir
ou troubler ce travail d'oblitération? On a vu ainsi des
hémorrhagies foudroyantes se déclarer subitement et
mettre un terme à la vie du malade, au moment où l'état
de sa blessure lui laissait entrevoir une prompte guérison » (2). Si l'on admet la réalité de cette hypothèse, que
l'hémorrhagie qui s'est produite le vingt-cinquième jour
était due à la chute d'une escarre de l'artère fémorale, on
se trouve amené à se demander, si une double amputation
de cuisse, pratiquée dès le premier jour, n'eût pas mis le
blessé dans des conditions plus favorables pour survivre.
A quel prix !

M. Ziembycki a fait voir, dans son observation, quels
sentiments d'humanité avaient déterminé M. Tillaux à
essayer la conservation du membre inférieur gauche chez
le malheureux enfant condamné, d'emblée et dans l'esprit
de tous, à une mort très-prochaine. Pour ceux qui ont pu
suivre le malade, comme je l'ai fait moi-même, on ne
pourrait exprimer la surprise éprouvée par eux pendant
vingt-cinq jours que par ces mots, mis à l'observation de
chaque matin : Le blessé est encore vivant.

XII. M. Duplay a pratiqué, à la clinique chirurgicale de la Pitié,
la *résection de huit centimètres de l'extrémité supérieure de
l'humérus* droit. — *Tumeur blanche scapulo-humérale ;
abcès péri-articulaires. Epuisement et cachexie extrêmes.*

M...., Baptiste, 40 ans, salle St-Louis, n° 38, le **29 Novembre
1871.**

(1) Dict. Dechambre : Abcès, par DENONVILLIERS.
(2) NÉLATON. *Eléments de Chirurgie*, t. Ier. p. 198.

Opération le 5 Juillet 1872. Pansement à l'ouate. Il n'est pas survenu d'accidents, ni de troubles généraux.

Au bout de quatre semaines, l'appareil étant enlevé, on a constaté un état satisfaisant de la plaie, dont la cicatrisation est très-avancée, L'état général est très-amélioré. On applique un nouvel appareil.

Il est survenu, au mois de Septembre, un abcès à la partie postérieure de l'épaule : après l'ouverture, il s'est établi un trajet fistuleux qui a retardé la sortie du malade.

Vincennes, le 20 Octobre 1872. — Le malade avait repris ses forces et la cicatrisation était presque complète.

M. Léon Drouin, à qui je dois ces renseignements, a revu ce malade : la santé a continué à se maintenir bonne et le bras droit peut être mis en usage pour plusieurs travaux.

XIII.— *Tumeur blanche du coude datant d'un an.— Igni-puncture. Pansement à l'ouate. Résection du coude. Pansement à l'ouate. Guérison. (Par* CADIAT, *interne des hôpitaux.)*

La nommée L... Louise, âgée de 28 ans, modiste, est entrée le 19 Février 1873, dans le service de M. le docteur Alphonse Guérin, Hôtel-Dieu, salle Saint-Maurice, 15.

Au moment de son entrée, on constate une tumeur blanche, arrivée à une période avancée. L'articulation est remplie de fongosités. Trois trajets fistuleux y pénètrent profondément : l'un est situé en avant, un autre sur le côté externe, le dernier se trouve au côté interne du coude. Traitement par les cataplasmes.

Le 2 Mars, M. Anger, suppléant M. Alph. Guérin, applique trois pointes de feu ; l'ignipuncture est pratiquée jusqu'aux os. Un appareil ouaté est appliqué immédiatement. Deux jours après, une fausse position de la main ayant rendu l'appareil insupportable, celui-ci fut enlevé : on remarqua que le gonflement avait diminué. Puis on constate une amélioration notable, le coude n'est plus douloureux.

L'appareil ayant été enlevé, on reprit la médication émolliente. La suppuration devient considérable, la malade s'affaiblit, la fièvre se prononce avec des redoublements, le soir. En même temps du côté des poumons se produisent des phénomènes graves : Craquements humides, expiration rude aux sommets, toux, hémoptysies.

L'opération fut résolue, malgré l'état d'extrême faiblesse de la malade, et pratiquée le 6 Avril.

M. Alphonse Guérin, après avoir pratiqué une seule incision à la face postérieure du coude, détacha successivement onze centimètres de l'humérus, deux du cubitus et trois du radius. Le périoste ainsi que les insertions musculaires avaient été préalablement détachés à l'aide d'une rugine. Le pansement à l'ouate fut ensuite appliqué.

La malade, après l'opération, était dans un tel état de faiblesse qu'on ne put songer à la reporter immédiatement à son lit. P. Potion cordiale.

Le 7 Avril.— La malade a eu deux syncopes dans la journée d'hier. Le pansement laisse échapper de la serosité sanguinolente au niveau de l'épaule. On ajoute de nouvelles couches d'ouate.

Le 9 Avril.— L'appareil, ne remplissant pas les conditions nécessaires, est changé. La malade a un peu plus de forces.

L'état de la plaie est-très-satisfaisant.

A partir de ce jour, la fièvre diminue, la température revient à la normale et ne subit aucune élévation jusqu'au 1er Mai.

L'appareil est enlevé le **24e** jour *après la résection.*

La surface de la plaie est recouverte de bourgeons charnus : il n'y a pas de surface osseuse à nu. Le pus n'a subi aucune altération appréciable : l'*examen histologique n'y révèle pas la présence de bactéries.* (1)

On renouvelle le pansement. Celui-ci est resté en place pendant trois semaines. La cicatrisation n'a pas fait, proportionnellement, autant de progrès que sous le précédent pansement. La plaie est en très-bon état.

La malade est sortie guérie. La mensuration n'a pas fait constater de différence notable entre le membre opéré et le membre sain.

XIV. *Tumeur blanche du coude. Affection organique du cœur (rétrécissement, avec insuffisance aortique).— Résec-*

___

(1) *Gazette des Hôpitaux,* 1873, n° 62.

tion du coude (17 centimètres). Pansement à l'ouate.
Guérison. (Par CLERMONT, *interne des hôpitaux.)*

Le nommé Simon, Georges, âgé de 17 ans, est entré à l'Hôtel-Dieu, dans le service de M. A. Guérin, pour une tumeur blanche du coude. L'état général du malade devenant mauvais, la maigreur considérable, M. Guérin pratique, le 6 Août, la résection de l'articulation malade. Procédé d'Ollier, en conservant complètement la gaîne capsulo-périostée des os enlevés. Résection de 13 centimètres de l'humérus, 4 du cubitus, 3 du radius. Les points où ont porté ces différentes sections, sont reconnus sains. Les fragments enlevés présentent les lésions ordinaires de la carie. Le chloroforme a été administré et, grâce aux précautions prises, l'affection du cœur n'a amené aucun incident pendant l'opération. Le pansement à l'ouate est appliqué : la plaie est garnie de coton, ainsi que la gaîne périostique, etc.

Le soir, on est obligé de réduire le volume de l'appareil à sa partie supérieure : le bras était maintenu en abduction forcée et douloureuse. T. A. 38° 6, 108 puls.

7 Août. — Du sang a traversé l'appareil; le malade accuse de la douleur le long du bras. T. A. 38°, P. 104. Soir : T. A. 39° 6, P. 112.

8 Août. — L'appareil étant encore taché par le sang, M. Alph. Guérin applique un nouveau bandage, en ayant soin de ne pas enlever l'ouate qui est en contact direct avec la plaie. Fait singulier, le sang épanché est de moins en moins abondant au fur et à mesure qu'on se rapproche du membre. Les couches qui touchent à la plaie ne sont pas pénétrées par le sang : celui-ci a coloré les couches environnantes sans qu'elles soient affaissées par cette imbibition; au contraire, les couches superficielles du pansement, où le sang extravasé est devenu rouge-noir, ont augmenté de consistance. Le sang, sorti de la plaie, n'a fait que passer par les couches profondes pour arriver par capillarité aux couches superficielles où il s'est coagulé. T. A. 38°. P. 92. Soir : T. A. 38° 8. P. 98.

9 Août. — Etat général bon. Appétit. T. A. 38° P. 100. Soir : T. A. 38° 5. P. 104. A partir du lendemain, la température a toujours été au-dessous de 38°.

12 Août. — Le pansement est traversé par le pus. On fait un nouvel appareil : la plaie, très-étendue, est en parfait état; la gaîne périostique qui a été conservée, toute la surface de la

plaie sont recouvertes de bourgeons charnus, durs, serrés et de bon aspect. T. A. 37° 6.

14 Août. — Le bandage étant taché par le pus, il y est ajouté de nouvelles couches d'ouate, et la compression est faite par-dessus celles-ci. T. A. 37° 6.

17 Août.— Palpitations, battements très-énergiques soulevant la paroi. T. A. 37° 8. P. Poudre de feuilles de digitale et sulfate de quinine, aa 50 centigrammes.

21 Août. — Les palpitations ne se produisent plus. On suspend le traitement. Le malade se lève dans la journée : le soir, la température est à 37° 9.

25 Août. — On applique un nouvel appareil. La surface périostique est tout-à-fait recouverte de beaux bourgeons charnus. La jointure présente déjà *(20e jour)* une certaine résistance aux mouvements communiqués de flexion. On place le membre dans la flexion à angle droit.

8 Septembre. — On enlève le pansement. Erythème érosif, indice de la pénétration de l'air jusqu'à la plaie. OEdème de l'avant-bras. La jointure est résistante; les bourgeons charnus exubérants. Appareil plâtré par deux attelles latérales croisées en haut. Alcool. Cautérisations au nitrate argent.

8 Octobre. — La plaie se comble. Sa surface diminue d'étendue et la suppuration d'abondance. L'appareil plâtré s'étant cassé, n'est point renouvelé; il permet au malade quelques mouvements de flexion au niveau du coude.

XV. *Tumeurs blanches multiples (coude droit, genou gauche). — Résection du coude. Pansement à l'ouate. Guérison. (Par* COYNE, *interne des hôpitaux.)*

P..., Marguerite, âgée de 17 ans, blanchisseuse, service de M. L. Labbé, salle St-Jean, 22, hôpital de la Pitié.

L'affection du genou gauche remonte au mois de Juin 1871 ; trois mois après, le coude droit est devenu malade. Violentes douleurs à ce niveau dès le début. Au milieu de l'hiver 1871-1872, une tumeur blanche s'est développée dans une articulation de l'index droit,

La résection du coude est pratiquée le 5 Octobre. Pansement ouaté.

9 Octobre. — T. A. 38°.

15 Octobre. — Elle va très-bien, n'a pas de fièvre.

17 Octobre *(12ᵉ jour)*. — On enlève l'appareil ouaté. Suppuration très-abondante : plaie couverte de bourgeons charnus exubérants, aussi bien sur les surfaces osseuses que sur les parties molles ; à peine une petite rondelle de l'humérus est-elle à nu. On réapplique un pansement à l'ouate.

La malade reprend des forces, n'a pas de fièvre et va très-bien jusqu'au **11** Novembre. Ce jour-là, on trouve la plaie presque guérie et on ne panse plus qu'avec le vin aromatique.

22 Novembre. — Un décollement s'est produit, pour lequel **M. Th. Anger** a placé un tube à drainage.— Guérison.

XVI. *Ostéo-arthrite du genou. — Résection du genou. Pansement à l'ouate, complété par un appareil inamovible. Guérison. (Par* M. ROUGE, *chirurgien de l'hôpital de Lausanne.) (1).*

« Dans un cas de résection du genou, qui s'est terminé par la guérison, chez un homme de 36 ans, atteint d'ostéo-arthrite fongueuse, datant de sept ans, j'ai enveloppé de coton jusqu'au pli de l'aine, de suite après l'opération, le membre réséqué. J'ai placé par-dessus une sorte de gouttière, faite de deux feuilles superposées de bois de placage, et j'immobilisai le tout avec un appareil silicaté. Celui-ci ne fut ouvert qu'au bout d'une quinzaine de jours : le coton, sans être dérangé, fut aspergé d'hypermanganate de potasse, et je maintins l'appareil en place par des mouchoirs suffisamment serrés. Ce ne fut qu'à la fin de la troisième semaine que les fragments de coton, souillés par le pus et faciles à retirer, furent enlevés. Le pus avait une odeur caséeuse et s'écoulait en partie par le bord supérieur et déclive de l'appareil. La peau était réunie par première intention, sauf aux deux angles de l'incision transversale, la seule qui eût été faite. Un petit abcès périarticulaire, ouvert pendant l'opération, contribuait aussi à la suppuration. L'appareil entier ne fut renouvelé que la cinquième semaine, pour être remplacé par un autre pansement ouaté et silicaté. Je me bornai à ce seul traitement jusqu'à la guérison, qui survint au bout de trois mois. »

(1) *Revue de Thérap. méd.-chir.*, 1872, p. 622.

XVII. *Luxation et fracture de l'astragale. —* Résection
des malléoles. Extraction de l'astragale. *Pansement à
l'ouate. Drainage. Guérison avec déviation légère du pied.
(Par M. le professeur* VERNEUIL. *Société anatomique,*
1872, p. 492.)

XVIII. *Corps étranger du genou.— Extraction à ciel ouvert.
Pansement à l'ouate. Guérison. (Par* M. TILLAUX, *chirurgien de l'hôpital de Lariboisière).* (1).

XIX. Grâce au pansement ouato-silicaté, M. Ollier a pu, pendant une épidémie de pourriture d'hôpital, ouvrir largement
avec le bistouri, au tiers inférieur de l'avant-bras, un kyste
volumineux de la gaine des fléchisseurs. Treize jours après, il
n'y avait pas une seule goutte de pus, la réunion s'était faite
par première intention. (*Lyon médical*, n° 15, 1872, p. 140.) (2).

XX. *Luxation du coude, en avant, avec fracture de l'olécrâne et plaie communiquant largement avec le foyer de
la fracture. Pansement ouaté. Guérison. (Par M. le docteur* DE SAINT-GERMAIN, *chirurgien de l'hôpital des
Enfants-Malades).* (3).

M. de Saint-Germain fait suivre son observation des
considérations suivantes : « Si l'on considère la gravité
du pronostic des fractures compliquées de plaie et de
luxation, ainsi que les dangers de la pénétratiou directe
d'une articulation aussi importante que le coude, on s'expliquera l'intérêt avec lequel nous avons suivi ce malade,
et la satisfaction que nous a donnée le résultat, en un
mois de temps. »

(1) *Bulletin de Thérapeutique*, 15 Mars 1872.

(2) *Le* pansement ouaté est un aide si précieux, dit M. Verneuil, qu'il
permet de prendre des licences opératoires. (*Journal* de L. CHAMPIONNIÈRE.
Art. 9454. 1873.)

(3) *Bulletin de Thérapeutique*, tome LXXXIV, p. 420. 1873.

XXI. *Ouverture de l'articulation du coude droit par un coup de sabre. Plaies de tête par arme blanche. — Pansement à l'ouate. Guérison.*

L'observation, que j'ai recueillie, a été publiée dans la thèse de M. Blanchard ; elle ne lui est donc pas *personnelle* (1).

XXII. — *Plaie contuse pénétrante de la région postérieure du coude. — Application du pansement ouaté. Cicatrisation complète au bout de trois semaines. (Par* CAUCHOIS, *interne des hôpitaux).*

X..., cocher, **48** ans, est entré à l'hôpital Lariboisière le **20** Décembre **1871**, dans le service de M. le Professeur Verneuil, salle Saint-Augustin, n° **12**.

Plaie du coude gauche, résultant d'une chute dans un escalier.

On constate, à son entrée, une plaie contuse de la région olécranienne, verticale, longue d'environ **3** centimètres et demi. Les bords sont contus. Commencement de tuméfaction à la périphérie. Ecoulement de la synovie. Etat général très-bon. Apyrexie. On applique le pansement ouaté depuis les doigts jusqu'à l'épaule, et on le laisse en place pendant vingt jours [trois semaines] sans y toucher.

Le 21e jour, on enlève le pansement : « c'est à peine si le lieu de la plaie articulaire s'accuse par une cicatrice cutanée linéaire, rougeâtre et légèrement déprimée. »

La guérison de la plaie est complète.

Raideur des mouvements de flexion et d'extension de l'avant-bras, qu'on traite ensuite par les moyens ordinaires. Le malade a quitté l'hôpital le **20** Janvier **1872**, pour aller à Vincennes.

XXIII. — *Plaie contuse communiquant avec l'articulation du genou. — Pansement à l'ouate. Guérison. (Communiquée par* M. TILLAUX, *chirurgien de l'hôpital Lariboisière).*

G..., **37** ans, pointeur au chemin de fer du Nord, entre à

(1) Journal de LUCAS-CHAMPIONNIÈRE, art. 9171.

l'hôpital Lariboisière le 8 Avril 1873. Service de M. Tillaux, salle Saint-Louis, 22.

Il a été poussé contre la roue d'un omnibus : celle-ci, l'ayant renversé, l'a atteint au côté interne du genou droit.

9 Avril. — La main droite et le poignet sont le siége d'une ecchymose notable, sans lésion profonde. Au genou, il n'y a pas trace de contusion, ni au-dessus, ni au-dessous, ni au côté externe de l'articulation ; mais, sur le côté interne du genou, jusqu'à trois ou quatre centimètres, au-dessus et au-dessous de l'interligne articulaire, se trouve une plaie contuse à bords mal limités. L'interne de garde, qui a vu le blessé peu après l'accident, a vu de la synovie sortir de la plaie.

D'ailleurs, on retire avec une pince, trois ou quatre fragments du cartilage articulaire : donc, la plaie communique avec l'articulation. Il n'y a aucune trace de fracture des parties osseuses articulaires ; les mouvements de l'articulation sont intacts et peu douloureux. Etat général très bon, 38°. Langue bonne. Le malade n'a pas dormi cette nuit ; il n'a pas été agité. Tempérament et constitution robustes.

Pansement à l'ouate ; régime : diète simple.

10 Avril.— Etat excellent, le malade souffre à peine ; langue bonne ; il a dormi un peu. Peau modérément chaude, fièvre à peine marquée. Le blessé réclame des aliments. P. Bouillons et potages seulement.

12 Avril.— Même état ; la température est peu élevée ; il va très-bien.

14 Avril.— Il a mangé une côtelette hier, il a dormi toute la nuit. Il ne souffre pas. Il demande à manger. La peau est fraîche, 37° 2. On prescrit un lavement purgatif. (Pas de selles depuis 4 jours).

16 Avril.— Depuis hier, légères douleurs dans le genou, elles ont empêché le sommeil cette nuit ; il repose depuis ce matin. Quelques élancements.

Etat général bon, appétit conservé, langue bonne, température peu élevée.

On a enlevé l'appareil le 29 Avril. Il y a sous l'appareil une grande quantité de pus ; plaie magnifique, bourgeonnante et dépassant le niveau des parties voisines ; l'articulation est fermée. Etat très-satisfaisant.

Le traitement fut continué par les cataplasmes et les applications d'alcool, et le malade est sorti guéri le 26 Juin 1873.

9*

XXIV. *Fracture de l'humérus comminutive et avec plaie.— Refus de l'amputation. Pansement à l'ouate. Suture osseuse. Guérison. (Par* COYNE, *interne des hôpitaux).*

Jean-Louis, âgé de 47 ans, peintre en bâtiment, entre le 2 Juin 1872, salle Saint-Gabriel, 31, à l'Hôpital de la Pitié. Service de M. Léon Labbé.

Hier, étant ivre, il est tombé d'un trottoir, et un omnibus lui a passé sur la partie moyenne du bras droit.

Hémorrhagie veineuse assez abondante ; il existe deux plaies : l'une, la plus considérable, par laquelle sortent les fragments de l'humérus, correspond à la partie moyenne du bras, en avant et en dedans. L'autre, plus petite, est près du pli du coude, sur le bord externe de l'expansion du biceps. Hernie musculaire par cette plaie Fracture comminutive de l'humérus. On sent plusieurs esquilles. L'avant-bras est refroidi et a perdu sa sensibilité. On applique un pansement compressif, et le bras est placé dans une gouttière.

Le lendemain, 3 Juin, on trouve le membre réchauffé ; l'hémorrhagie veineuse se reproduit, les doigts peuvent être remués par le malade, la sensibilité a reparu.

On propose l'amputation au malade qui la refuse énergiquement.

Par une incision faite le long du biceps, on constate que le muscle est réduit en bouillie, qu'une esquille assez volumineuse, détachée complètement de l'os, se trouve au milieu du muscle broyé, qu'en bas et en dedans l'artère humérale, volumineuse, est à moitié dénudée. On voit le vaisseau battre au fond de la plaie. On ne peut retrouver le nerf médian : quant au musculo-cutané, il est perdu dans les détritus du biceps et ne semble pas tout à fait détruit.

Un appareil plâtré fixe d'abord le membre dans la position de demi flexion de l'avant-bras sur le bras, puis un pansement à l'ouate est appliqué par dessus ; T. A. 37° 5.

Soir. Le malade se plaint d'avoir soif, la peau est chaude, le pansement est un peu taché de sang, 37° 8.

4 Juin.— 37° 8, l'appareil est solide. Soir, 37° 8.

5 Juin.— 38° ; soir 38° 6. L'appétit est conservé, le malade souffre peu, le bras est un peu tuméfié.

6 Juin.— 38° 3 ; soir 38° 8.— 7 Juin, 38° 4.

8 Juin.— soir, 39° 2. Le bras est toujours tuméfié. Pas de douleurs.

9 Juin.-- 37° 4, on lève le pansement. Les muscles sont tuméfiés. L'artère commence à se couvrir de boùrgeons charnus. Soir, 58° 4.

10 Juin.— 37° 6 ; soir 58° 2, le malade va bien.

11 Juin.— 37° 6 ; soir 58°. — 12 Juin, 37° 4. On change l'appareil, qui a pris de l'odeur. Suppuration abondante. L'artère est recouverte de bourgeons charnus. Les muscles sont moins volumineux, l'os est bien recouvert, et le gonflement du membre a disparu.

15 Juin.— 37° 5. on complète l'appareil qui est sali par le pus vers l'aisselle.

18 Juin.— Incision d'un décollement sous-cutané. situé en dehors au niveau de l'articulation du coude. Le fond de la plaie se remplit à la partie interne : pas de fièvre, appétit.

Le 19 Juillet, M. Lannelongue a fait une suture osseuse, et le malade était parfaitement guéri au mois de Décembre 1872.

(Voir thèse de MURET, 1873, pour les détails relatifs à cette dernière partie de l'observation.)

XXV. *Fracture comminutive, compliquée de plaie, de l'extrémité inférieure de l'humérus droit ; fracture simple du même os à l'union du tiers moyen et du tiers supérieur.— Plaie contuse du pied droit, délabrements considérables du tarse, écrasement du cuboïde, plaies avec décollements étendus dans les parties molles au niveau des 2 malléoles. Pansements à l'ouate. Guérison. (Communiquée par M. le Professeur* VERNEUIL).

W..., Jean, 28 ans, tailleur de pierres, salle Saint-Augustin, 17, Hôpital Lariboisière, service de M. Verneuil, 8 Octobre 1872.

Cet homme vient d'être renversé par deux roues de chemin de fer.

La fracture sus-condylienne de l'humérus ne communique pas avec l'articulation, elle contient de nombreuses esquilles. Les plaies du pied communiquent largement avec les cavités articulaires. M. Verneuil agrandit la plaie du côté de l'écrasement du cuboïde ; il existe en effet un décollement, qui s'étend sur toute la partie externe du tarse, en avant et à peu près jusqu'au niveau de l'articulation médio-tarsienne. Aussitôt, on applique un pansement à l'ouate ordinaire ; au bras, on met un pansement ouaté en forme de Scultet ; deux attelles en fil de fer, coudées latéralement, maintiennent le bras demi-fléchi.

9 Octobre.— 37° 6. 86 puls.— 10 Octobre, 37° 4, 92 puls.— 11 Octobre, 37° 6, 84 puls.

12 Octobre. — 39° 5, 96 puls. Le malade n'est pas allé à la selle depuis quatre jours. P. Eau de Sedlitz, 30 grammes.

13 Octobre. — 37° 8, 84 puls. — 14 Octobre. 37° 8, 88 puls.

15 Octobre. — 37° 9, 86 puls. — 16 Octobre. 38° 5, 88 puls.

17 Octobre. — 38° 8, 100 puls. L'appareil laisse dégager un peu d'odeur et il existe un suintement assez abondant à travers les couches des appareils. D'après les conseils de M. Hervey, ancien interne de M. A. Guérin, sans rien défaire de l'appareil, on le badigeonne avec une solution d'acide phénique au dixième, et on recouvre le tout de couches d'ouate

18 Octobre. — 38° 2, 96 puls. — 19 Octobre. 38° 4, 96 puls. Léger suintement ; on applique de nouveau un peu de solution phéniquée avec quelques couches d'ouate, toujours sans rien déplacer de l'appareil précédent. Le malade est moins incommodé par l'odeur ; l'appétit est meilleur, le pouls et la température baissent (1).

20 Octobre. — 38° 3, 98 puls. — 21 Octobre. 38° 4, 94 puls.

22 Octobre. — 38° 2, 88 puls. — 23 Octobre. 37° 6, 84 puls.

24 Octobre --- 37° 4, 84 puls. On lève l'appareil du pied pour la première fois. Les plaies sont très-belles : il existe un léger décollement à la partie postérieure de la malléole interne. M. Le Dentu, suppléant M. Verneuil, passe un drain. Depuis quelques jours, le malade accusait des douleurs assez vives, la nuit surtout, au niveau de la malléole interne. A partir de ce moment, les douleurs cessèrent presque complètement ; la température est à peu près normale. La production de ce décollement explique l'élévation de la courbe du 17 au 24. Le soir, la température est 37° 8, le pouls 92. Dès lors on ne remarque plus que des oscillations insignifiantes, n'allant jamais à 38°, et répondant ainsi que les douleurs passagères, à la formation de petites collections qui se vident spontanément par le drain.

---

(1) M. Verneuil a constaté les mêmes effets de diminution des symptômes fébriles, après les lotions phéniquées de l'appareil, dans le cours du traitement, par l'ouate, d'une amputation de jambe. (Voyez page 27.)

9 Novembre. — On panse le pied pour la troisième fois. Belle plaie bourgeonnante; pas de séquestres osseux au milieu des bourgeons; les anfractuosités, résultant de l'écrasement et de la dislocation des os du tarse, sont toutes parfaitement comblées. Le tracé thermométrique n'est pas plus élevé que dans l'état de santé le plus parfait.

18 Novembre. — On lève l'appareil du bras pour la première fois (44e jour). La plaie, qui existait au niveau de la fracture comminutive, semble s'être fermée par première intention; on trouve seulement quelques traces de sang dans l'ouate : pas de pus. La fracture est consolidée; tous les mouvements de l'articulation du coude sont conservés. Il n'y a pas de déformation; le blessé fléchit facilement l'avant-bras sur le bras; il exécute des mouvements de supination et de pronation; les doigts sont parfaitement mobiles.

On remarque alors un cal, assez volumineux, au tiers supérieur de l'humérus : la fracture de cette portion de l'humérus (union du tiers moyen et supérieur) n'avait pas été aperçue, à cause (?) de la déformation considérable du membre supérieur après l'accident.

26 Novembre. — On a changé le pansement du pied qui avait été placé le 9 Novembre. T. A. 37°, 72 puls. La surface de la plaie est très-diminuée. Pansement à l'eau alcoolisée.

20 Décembre. — Le malade sort complètement guéri.

XXVI. *Fractures, compliquées de plaies étendues, de l'avant-bras et du bras droits. — Attelle plâtrée. Pansement à l'ouate. — Guérison. (Par* LE BAIL, *interne des hôpitaux.)*

C..., 48 ans, serrurier, salle St-Augustin, 16, service de M. le docteur Tillaux, 12 Février 1872, hôpital St-Louis.

Il a été saisi et emporté par la courroie d'une machine à vapeur. On constate d'abord une large plaie qui occupe la demi-circonférence de l'avant-bras, au niveau de la face dorsale de sa partie moyenne. Le radius et le cubitus sont complètement brisés, et la main tombe avec le segment inférieur de l'avant-bras, lorsqu'on abandonne ces parties à elles mêmes. A la partie postérieure de l'avant-bras, les muscles déchirés et broyés font hernie par la solution de continuité des téguments.

Sur le bras du même côté, il existe une fracture à l'union du tiers-moyen avec le tiers supérieur ; une plaie existe encore à ce niveau.

Le blessé accuse en outre des contusions multiples, principalement sur le thorax.

M Tillaux est prévenu pour la désarticulation de l'épaule ; mais, considérant qu'il n'y a pas d'hémorrhagie abondante, que la chaleur et la sensibilité persistent à l'avant-bras et à la main, il se décide à tenter la conservation du membre, sauf à intervenir dès le lendemain, si l'état du malade l'exige.

La plaie est débarrassée, avec les ciseaux, des portions de muscles qui font hernie à travers elle : puis le membre est immobilisé à angle droit, par une gouttière plâtrée. qui s'étend du creux axillaire à l'extrémité des doigts : ensuite, un appareil à l'ouate entoure toutes ces parties, selon les prescriptions de M. A. Guérin. Enfin, la compression fut exactement faite partout, et le membre soutenu par une écharpe, dans la position convenable.

L'appareil fut aisément supporté, et la réaction fébrile fut si légère qu'on laissa le pansement en place pendant huit à dix jours.

On trouva alors les plaies du bras et de l'avant-bras recouvertes de bourgeons charnus rosés, de bonne nature ; la main était un peu œdématiée. Un nouveau pansement à l'ouate fut réappliqué sur la gouttière plâtrée.

Cet appareil fut laissé en place vingt-cinq jours : on nota à plusieurs reprises des douleurs, sans continuité, mais assez vives pour déterminer de l'insomnie. Le bandage fut resserré, aussi souvent qu'il était nécessaire. Au trente-cinquième jour, les deux os de l'avant-bras conservaient une mobilité complète au niveau de la plaie : il en était de même au niveau de la fracture de l'humérus. Les plaies étaient en très-bon état. Après répression, avec le nitrate d'argent, de quelques bourgeons charnus exubérants, un troisième appareil fut appliqué.

Il resta en place vingt-cinq jours ; l'accident datait alors de deux mois. La plaie correspondante à la fracture de l'humérus est cicatrisée, et la fracture commence à se consolider, mais celle de l'avant-bras est toujours aussi mobile. Les articulations de l'épaule et du coude ont gardé toute l'intégrité de leurs mouvements : ceux des doigts sont gênés par la cicatrisation de la blessure de l'avant-bras et par l'œdème de la main. Cependant le malade peut exécuter quelques mouvements très-limités.

Dès lors, M. Tillaux fit supprimer l'appareil plâtré ; le pansement consista en une occlusion avec les bandelettes de diachylon, renouvelées tous les huit jours, à l'avant-bras ; un appareil, avec des attelles de carton, maintint la fracture de l'humérus et celle de l'avant-bras.

Le malade a quitté le service trois mois après l'accident : il était fatigué de son séjour à l'hôpital. A l'avant-bras, la plaie se fermait par une cicatrice profonde et déprimée ; l'humérus était consolidé ; seules les fractures du radius et du cubitus n'avaient pas encore acquis la moindre consolidation. (11 Mai 1872.)

Le malade fut revu plusieurs fois à la consultation de St-Louis, à laquelle il cessa de se rendre au bout d'un certain temps.

XXVII. *Ecrasement de la main et du poignet droits. Fracture de l'extrémité supérieure de l'humérus droit. — Pansement à l'ouate. Gangrène sèche de la main. Guérison* (1).

Le nommé D..., âgé de 65 ans, entre salle St-Augustin, 54, hôpital St-Louis, 51 Juillet 1871.

Il vient d'être roué par une voiture de vidange. La roue a fait une plaie au poignet droit ; au fond de cette plaie, on aperçoit l'extrémité inférieure du radius (face dorsale). De plus, toute la peau de la paume de la main est décollée, les muscles de l'éminence thénar, broyés, font hernie : il s'écoule du sang. Deux ligatures sont faites immédiatement et l'hémorrhagie cesse. Au fond de la plaie, on aperçoit les tendons des fléchisseurs séparés les uns des autres. Le squelette de la main est intact.

On constate une fracture de l'extrémité supérieure de l'humérus droit ; le fragment inférieur fait une saillie considérable en avant.

L'hémostase étant assurée, j'applique un pansement à l'ouate, et une fois l'appareil disposé, je place le membre dans une situation convenable pour immobiliser la fracture de l'humérus (appareil de Mayor).

____

(1) Art. 9171. Journal de Lucas-Championnière.

Le malade est atteint de bronchite avec emphysème pulmo-
naire. P. Julep sirop morphine, 30 gr.

31 Juillet soir, 88 puls., 36° 6.

Pendant deux jours le malade accuse des douleurs assez vives
qu'il compare à des tiraillements, à des arrachements. La compression est renouvelée à deux reprises et les douleurs cessent
un peu.

4 Août. — Les douleurs continuent : le pansement est enlevé
dans l'amphithéâtre d'opérations, et je constate un sphacèle de
toute la main, remontant un peu au-dessus du poignet. Toute la
main est noire, momifiée comme dans une gangrène sèche. Un
nouveau pansement est appliqué ; la fracture de l'humérus est
maintenue comme auparavant.

15 Août. — La fracture de l'humérus droit est moins mobile ;
un sillon d'élimination se forme à trois centimètres au-dessus
de l'interligne articulaire du poignet droit : à ce niveau, la
peau saine offre un peu de gonflement rouge, à peine induré.

Le 30 Septembre, les parties molles sphacélées étant complètement séparées, je détache la main dans l'articulation du poignet. Il reste environ trois centimètres de l'extrémité inférieure
du radius et du cubitus à éliminer. — Diachylon. — La fracture
de l'humérus est consolidée. — Sorti 3 Février 1872.

La chute de la portion nécrosée du radius a eu lieu dans la
dernière semaine de Décembre 1872. (Voyez pages 100 et 101.)

XXVIII. *Plaie de la main gauche par arme à feu ; fracture
du 4ᵉ métacarpien. Pansement à l'ouate. Guérison* (1).

Le nommé D..., 31 ans, est entré le 8 Mai 1871 à l'hôpital
Saint-Louis, chalet Saint-Placide, 12, service de M. Alph.
Guérin.

Il a été atteint par une balle à la face dorsale de la main
gauche : celle-ci, qui a pénétré à peu près au milieu de la région, est sortie au niveau des articulations de l'annulaire et du
médius avec les métacarpiens correspondants.

Le 4ᵉ métacarpien est fracturé ; l'articulation métacarpienne
du médius semble intacte. Une artériole est liée.

Après un lavage à l'eau-de-vie camphrée, la main est pansée

<hr>

(1) Art. 9171. Journal de Lucas-Championnière.

à l'ouate, chaque doigt ayant été préalablement entouré de coton. P. 0,10 opium.

9 Mai.— 96 puls. Le blessé ne souffre pas. Il a bien dormi.

L'observation enregistre chaque jour les mêmes faits ; l'alimentation est progressivement augmentée.

1er Juin.— Après 23 jours on change le pansement et on enlève sur la plaie de la face dorsale deux fragments osseux, qui se trouvent chassés là par les bourgeons exubérants.

Le 25 Juin, on a renouvelé le pansement pour la dernière fois. (Ivry, 21 Août 1871.)

XXIX. *Ecrasement de l'indicateur de la main droite par une machine à estamper.— Ouverture de la gaîne des fléchisseurs. Pansement à l'ouate. Guérison. (Thèse de* BLANCHARD, *1872. Paris).*

XXX. *Plaies des doigts par une scie circulaire. — Résection de l'annulaire, conservation de l'auriculaire. Pansement à l'ouate, Guérison. (Par* E. MARTIN, *de Genève, interne des hôpitaux de Paris).*

B..., 42 ans, scieur à la mécanique, est entré le 18 Octobre 1875 à l'hôpital Necker. Service de M. Guyon, salle Saint-Jean, 15.

Ce matin, cet homme, qui jouit d'une santé excellente, a eu la main gauche prise par une scie circulaire. A son entrée on constate les lésions suivantes :

La phalangette de l'auriculaire est séparée du doigt dans son articulation avec la deuxième phalange, et retenue par un lambeau. Le squelette de la phalangette est brisé et deux esquilles sont enlevées.

La phalangette de l'annulaire a été coupée par la scie ; une portion de la phalangine est réséquée. Plaies contuses des parties molles du médius sans lésion du squelette. L'hémorrhagie est insignifiante. Il n'est pas fait de ligature. Pansement à l'ouate.

Soir. Le malade n'a pas souffert, il n'a pas de fièvre. T. A. 37° 8.

19 Octobre.— Le malade a bien dormi, pas de fièvre, 37° 5. Le sang a traversé l'appareil ; il y a eu un peu de douleur au niveau de la troisième phalange du médius, recouvert d'une

couche insuffisante d'ouate. On arrose la tache avec une solution phéniquée et on applique de nouvelles couches d'ouate. *Soir, 37° 8.*

20 Octobre.— Pas de fièvre, pas de douleurs ; appétit excellent. Le malade se lève. 37° 8. *Soir.* 38°.

21 Octobre.— Le malade a eu un peu de fièvre cette nuit, mal à la tête. Pas de douleur. 38° 2. *Soir.* 38° 4.

22 Octobre.— La céphalalgie a disparu, 37° 6 ; soir 38°.

23 Octobre.— Le malade se lève toute la journée. Appétit excellent, pas de douleur, ni fièvre, 37° 6 ; soir, 37° 6.

30 Octobre.— Le pansement est enlevé, l'ouate est solidement collée aux doigts. Les plaies sont en bon état ; la phalangette de l'auriculaire est vivante. Le sang n'est pas putréfié. Pas la moindre fièvre.

1er Novembre.— Pansement avec une solution de chloral ; de petites parcelles de tissu mortifié s'éliminent.

12 Novembre.— Cicatrisation rapide. Pansement au diachylon. Le petit doigt est conservé. — Sorti le 18 Novembre 1873.

XXXI. *Fracture comminutive de la jambe, guérie sans suppuration, par l'appareil ouaté. (Obs. de M. le docteur* GUICHARD, *de Troyes).* (1)

XXXII. — M. le docteur Boutin a communiqué à la Société médicale de l'Elysée, le fait dont il a bien voulu me faire parvenir les détails suivants :

« Le jour de l'entrée des troupes de Versailles à Paris, M. D..., 45 ans, boucher, rue des Saussaies, 4, fut atteint par un coup de feu, tiré d'un 5e étage. Le tibia de la jambe droite fut brisé, et la plaie était assez profonde pour loger un œuf de poule. Mon excellent maître, M. A. Guérin, n'hésita pas à tenter la conservation sous le pansement à l'ouate.

Pendant le traitement, qui nécessita seulement trois ou quatre appareils, le malade n'éprouva aucune douleur : il n'eut pas de fièvre, ni accident d'aucune sorte.

A chaque pansement, nous étions émerveillés des progrès de la cicatrisation de la plaie : on trouvait seulement, sous l'appareil, une nappe de pus assez étendue.

(1) Bulletin de la Société médicale de l'Aube, n° 5 p. 228.

Le malade, d'une robuste constitution, a guéri de cette fracture comminutive, compliquée de plaie : il est actuellement bien portant et ne boite pas. (20 Novembre 1873.) »

XXXIII. *Fracture compliquée de la jambe. — Résection des fragments. Appareil de Scultet ouaté. Absence d'accidents consécutifs. Guérison. (Par* CAUCHOIS, *interne des hôpitaux.)*

Jean K..., 65 ans, conducteur d'omnibus, est renversé le 6 Août, sous un omnibus qui lui fracture la jambe gauche. Apporté à l'hôpital Lariboisière, il est couché au n° 32 de la salle St-Louis, service de M. Verneuil.

Il y a fracture compliquée des deux os de la jambe au tiers inférieur, plaie transversale laissant passer les extrémités des fragments. On résèque une longueur de deux centimètres et demi du fragment supérieur du tibia, oblique, et une longueur moindre du fragment inférieur. — L'intervalle des deux fragments forme une cavité anfractueuse, béante. Des lambeaux de tissu musculaire lacérés ont dû être aussi réséqués.

Toutes ces parties sont comblées avec des tampons d'ouate, imbibée d'eau alcoolisée, et le foyer de la fracture, traversé par un drain, fut encore entouré extérieurement d'une lame d'ouate alcoolisée. Le membre tout entier est placé dans un appareil de Scultet, modifié de façon à recevoir un double rang de bandelettes d'ouate découpées et disposées comme celles de l'appareil lui-même, de telle sorte que le membre est entièrement couvert d'ouate, depuis les orteils jusqu'au tiers supérieur de la cuisse.

Le soir de l'accident, la température axillaire est 37° ; le lendemain, 7 Août, 38° le matin, 38° 4 le soir ; 8 Août, matin 37° 8, soir 38° ; 9 Août, matin 37°, soir 37° 8.

Les jours suivants, la température se maintient au degré normal. Les quelques variations, qu'on a observées, ne sauraient constituer des complications ni des accidents.

L'état général est resté constamment bon. Appétit normal. Aucun indice de fièvre.

Le premier pansement a été fait dans la salle et levé au bout de deux semaines. — Le deuxième pansement et les suivants ont tous également été faits dans la salle. Au second, les extrémités osseuses étaient recouvertes de bourgeons charnus. Suppuration normale en quantité et en qualité. Le pansement a été renouvelé tous les quinze à vingt jours, toujours de la même manière. Le tube à drainage a été enlevé après le troisième pansement.

12 Novembre. — Le malade est encore dans un appareil de Scultet ouaté.

15 Décembre. — Commencement de consolidation. Suppuration très-peu abondante. Le foyer de la fracture est recouvert en avant et sur les côtés par du tissu cutané de nouvelle formation, interrompu en quelques points par des bourgeons charnus, non encore recouverts. Etat général excellent.

XXXIV.— *Broiement de la jambe droite dans un accident de chemin de fer. Brûlures étendues.— Amputation retardée. Pansement à l'ouate. Erysipèle intercurrent. Conservation de la jambe droite. (Par M.* ROBERT DE LATOUR. *Tribune médicale, n°s 231 et suiv. 1873.)*

XXXV. *Fracture des malléoles avec luxation du pied droit en dehors.— Pansement à l'ouate. Guérison. (Par* HUBERT, *interne des hôpitaux).*

O... Alexandre, charretier, 59 ans, entre le 29 Septembre 1875 à l'hôpital Beaujon, service de M. le Professeur Dolbeau, 1er pavillon, 14.

Son pied a tourné en sautant de voiture. On constate que la face plantaire du pied droit est renversée en dehors, qu'il existe, à la base de la malléole interne, une plaie s'étendant à cinq ou six centimètres dans l'axe de la jambe, et ayant une largeur de deux ou trois centimètres. Le péroné est fracturé au tiers inférieur : à ce niveau, déformation en coup de hache manifeste.

Réduction facile ; pansement à l'ouate. Huit jours, après de la sérosité purulente a traversé l'appareil, on ajoute de l'ouate.

Le malade est ainsi resté pendant 40 jours ne se plaignant d'aucune souffrance, ne présentant aucun symptôme notable : pas de fièvre, pas de troubles gastriques, appétit conservé comme avant l'accident.

8 Novembre.— On enlève l'appareil ; la plaie est à peu près fermée par des bourgeons charnus de bonne nature ; mais le pied n'est pas tout à fait dans la position normale, et la fracture n'est pas encore consolidée.

Tout danger étant passé, car cette fracture compliquée est transformée en une fracture simple, le membre malade est placé dans un appareil de Scultet pour corriger le déplacement avec plus d'exactitude et de facilité.

XXXVI. *Luxation du pied en dehors. Plaie étendue. Saillie en dedans de l'extrémité articulaire du tibia tout entière. Fracture de 2 malléoles. Artères et nerfs intacts. Pansement à l'ouate. Guérison. (Par* CLERMONT, *interne des hôpitaux).*

T... Claude, âgé de 48 ans, entre le 1ᵉʳ Septembre 1873 dans la salle Saint-Côme, n° 8, à l'Hôtel-Dieu.

Le blessé est tombé d'une échelle, sur le troisième échelon de laquelle il se trouvait. Peu après, il est apporté à l'hôpital, et M. Terrier, suppléant M. A. Guérin, constate les lésions suivantes :

Le membre inférieur gauche est dans l'extension, le pied dans une forte abduction, sa face plantaire regardant presque directement en dehors. L'extrémité articulaire du tibia fait saillie à travers une large rupture des téguments ; luxation complète du pied en dehors. Le cartilage articulaire est sec et a perdu son éclat habituel. Le sommet de la malléole a été arraché par le ligament latéral interne. L'extrémité inférieure du tibia est dénudée, et les téguments rétractés forment une boutonnière rétrécie à peu près à un centimètre au-dessus du rebord articulaire Le péroné est fracturé immédiatement au-dessus de la malléole : pas de déplacement.

La sensibilité, la circulation artérielle du pied sont intactes : une hémorrhagie insignifiante a lieu sur le bord de la plaie. T. A. 57° 2. Puls 62.

La réduction peut être faite, sous le chrroroforme, sans résection de la partie saillante du tibia. M. Terrier applique alors un pansement à l'ouate, dont les limites supérieures dépassent le genou. Le pied est exactement maintenu dans l'appareil en adduction exagérée, et à angle droit : la jambe est modérément fléchie sur la cuisse, et ainsi placée sur un coussin.

Soir, 37° 8. Le malade se plaint du pied ; il a cependant mangé.

10

Le lendemain 2 Septembre, on le trouve ayant bien dormi, sans aucun trouble fonctionnel; 37°, 72 puls.

La température n'atteint jamais 38°, et on arrive ainsi au 22 Septembre. L'appareil est enlevé. La plaie, bien bourgeonnante, a une étendue d'environ deux centimètres. Les bourgeons charnus affleurent les téguments voisins.

Au niveau de la plaie se trouve à peine une cuillerée de pus brunâtre, sans odeur fétide. Partout ailleurs l'ouate adhère fermement à la peau, dont on a quelque peine à la détacher. Le pied est en excellente position : l'adduction est même un peu exagérée : pas le moindre gonflement de la jambe.

Le pansement consiste alors en un appareil plâtré et applications d'alcool.

Le 23 Septembre, le malade accuse de la douleur au talon.

2 Octobre. — La plaie est pansée avec des feuilles d'étain : elle devient remarquablement lisse et plate.

17 Octobre. — On imprime des mouvements aux articulations du pied : ils sont faciles, mais douloureux. Le métatarse et la rangée antérieure du tarse paraissent avoir subi une légère rotation en dedans, résultat du maintien énergique de l'adduction forcée, obtenue sous le pansement ouaté.

XXXVII. *Écrasement des deux jambes par une pierre de taille. — Amputation de la jambe droite au lieu d'élection. Conservation de la jambe gauche. Pansements à l'ouate. Guérison. (Par* FAURE, *interne des hôpitaux.)*

N..., maçon, entre à l'hôpital St-Antoine au mois de Février 1872, dans le service de M. Péan.

La jambe droite est écrasée dans toute sa hauteur; esquilles nombreuses, hémorrhagie par les tibiales antérieure et postérieure. Infiltrations sanguines remontant à la partie moyenne de la cuisse. Amputation au tiers supérieur. On remarque, sur la surface de section, un piqueté hémorrhagique dans la substance spongieuse. Pansement à l'ouate.

La jambe gauche présente une fracture comminutive de l'extrémité inférieure du tibia; une plaie ouvre largement l'articulation tibio-tarsienne, où l'on voit l'astragale fortement érodée. Ligature de la tibiale antérieure; attelle plâtrée postérieure. Appareil ouaté.

Le blessé, alcoolique, est très-affaibli.

Les appareils ont été levés au bout d'un mois. A la jambe droite, plaie satisfaisante. Nécrose du péroné, qui se détache presque totalement.

A la jambe gauche, esquilles secondaires éliminées. Les appareils sont réappliqués. On les a enlevés au bout de vingt-cinq jours. Jambe droite, nécrose d'une partie du tibia; jambe gauche, plaie en bon état.

Le pansement a été laissé vingt jours en place. A la jambe droite, on trouve la plaie presque cicatrisée. Pansement simple. A gauche, esquilles tertiaires entretenant une suppuration notable. L'ouate a été encore appliquée et vingt jours après on a trouvé la plaie presque recouverte. Pansement à plat. Le malade a guéri : articulation ankylosée, douloureuse. Septembre 1872.

XXXVIII. « Parmi les résultats les plus remarquables, signalons *trois plaies de l'articulation tibio-tarsienne,* » *par arme à feu.* « Nous avons vu dépanser, au trentième jour, un de ces malades, qui avait été soumis d'abord aux applications froides et s'en était fort mal trouvé. Il avait une large plaie *avec fracas des os ;* c'eût été, dans d'autres conditions, un cas incontestable d'amputation. Au premier pansement, quoique le pus fût abondant, la plaie était superbe : et la santé s'est maintenue (1). »

B..., 23 ans, salle Saint-Augustin, 75, 16 Mai 1871.

XXXIX. *Plaie du pied; ablation presque totale des parties molles de la région plantaire. — Pansement à l'ouate. Guérison.*

D..., cocher, 33 ans, est entré le 28 Août 1871, salle Saint-Augustin, 57, hôpital Saint-Louis, service de M. Alph. Guérin.

En voulant arrêter un cheval emporté, il a eu le pied atteint par le marche-pied de la voiture. Toute la plante du pied a été détachée depuis le calcanéum jusqu'à la base des orteils, et l'on a sous les yeux une véritable préparation des parties profondes de la région plantaire. Le calcanéum est mis à nu et érodé :

(1) Journal de Lucas-Championnière. Art. 9171, 1871, p. 441.

l'artère plantaire externe est coupée. Le lambeau comprend une certaine partie des muscles ; aussi, après la ligature de la plantaire externe, fait-on le rapprochement de ce lambeau avec des fils d'argent. Le membre blessé est le siège de varices volumineuses, anciennes. Pas de fracture. Pansement à l'ouate.

Le lendemain, on trouve l'appareil traversé par du sang ; une certaine quantité de sang a été perdue, aussi enlève-t-on le pansement. On constate que le lambeau se mortifie dans sa presque totalité ; que l'hémorrhagie est veineuse, alimentée (?) par des veines variqueuses profondes.

Le 30 Août, l'appareil à l'ouate qu'on a réappliqué est encore traversé par du sang. On ajoute de l'ouate et on établit pardessus une énergique compression.

2 Septembre. — Le pansement est enlevé à l'amphithéâtre ; le lambeau est mortifié presque en entier ; on détache toute la partie sphacélée ; la plaie est déjà granuleuse par places, mais elle présente encore de nombreux points, où l'élimination n'est pas achevée.

8 Septembre. — Le pansement est renouvelé, à cause de l'abondance de la suppuration. Une portion du lambeau tombe avec l'appareil. Toute la plaie est détergée et a un bel aspect.

16 Septembre.— On ajoute de l'ouate, parce que le pus s'écoule au talon et près du genou.

28 Septembre. — Nouveau pansement : plaie très-belle, saignant très-facilement ; érythème, avec excoriations, dans des points baignés par le pus.

Le malade a très-bien guéri ; il est sorti le 8 Février 1872. Récemment j'ai eu de ses nouvelles : la marche n'est pas gênée, malgré l'énorme perte de substance que le pied a subie.

XL. *Arrachement. simple des téguments du dos du pied, avec dénudation des tendons, dont quelques-uns étaient déchirés; ouverture de plusieurs articulations tarsiennes, chez une femme de 74 ans. — Pansement ouaté. Guérison. — Service du professeur* VERNEUIL. *(Communiquée au Congrès de Lyon, 1872.)*

XLI. *Plaie par éclat d'obus, fracture de l'os iliaque, ablation d'une grande partie de la paroi abdominale, con-*

*lusion du grand trochanter. — Pansement à l'ouate.
Guérison.*

Le **24** Mai **1871**, on apportait à l'hôpital Saint-Louis, un enfant de 9 ans, Krisnaker, qui venait d'être atteint dans la rue par un éclat d'obus. Le projectile avait mis les vêtements en pièces, et l'on constatait une vaste plaie, étendue de l'ombilic à la hanche du côté gauche.

Au premier abord, on aurait cru que le blessé était éventré. En effet, dans toute cette étendue, la peau de la paroi abdominale avait été enlevée ; des fragments ratatinés et noircis bordaient la plaie, et l'ablation de la paroi avait été si complète qu'à chaque inspiration les anses intestinales soulevaient, en y dessinant leur relief, la mince couche qui n'avait pas été enlevée. La crête iliaque fracturée est mise à nu ; le fragment, correspondant à l'épine iliaque antérieure et supérieure, n'est plus retenu que par quelques débris. Le grand trochanter est également dépouillé des parties molles qui le recouvrent; enfin, la plaie s'avance jusqu'à l'orifice externe du canal inguinal du côté gauche.

Après un lavage à l'eau tiède, sans toucher au fragment de l'os iliaque, non plus qu'aux lambeaux de muscles et d'aponévroses qu'on trouve aux angles de la plaie, celle-ci est minutieusement recouverte, dans toutes ses anfractuosités, avec de l'ouate. Puis la cuisse gauche, tout l'abdomen et la poitrine sont entourés de couches épaisses d'ouate, sur lesquelles on fait une compression aussi exacte que possible. — 0, 05 Extrait thébaïque.— Salle Saint-Augustin, 72.

Le **25** Mai, l'enfant a passé la nuit sans se plaindre et il ne souffre pas. **135** puls.

26 Mai. — Il y a eu deux ou trois vomissements : pas de selles depuis l'accident. Le ventre est ballonné : on est obligé de desserrer un peu le bandage, à la partie supérieure. **132** puls. P. Calomel, 0, 50 centigrammes.

27 Mai. — **126** puls. Le malade se plaint moins du ventre. On continue le calomel.

28 Mai. — **132** puls. Le ventre est moins ballonné. Le blessé prend un peu de bouillon.

Le premier pansement a été fait le **16** Juin. Le grand trochanter est recouvert de bourgeons charnus; la crête iliaque, détachée, est trouvée dans l'ouate imprégnée du pus. qui recouvrait

cette partie; tout le pourtour de la plaie est excorié, érythé-
mateux; les bords reviennent déjà vers le centre de cette
énorme perte de substance; toute sa surface, sauf celle d'où
s'est détaché le fragment osseux, est recouverte de bourgeons
charnus, vivaces. En un point voisin de l'aine gauche, la couche
des bourgeons charnus, sans doute contiguë, sus-jacente au pé-
ritoine, prend à chaque inspiration un aspect ondulé, qui des-
sine le relief des anses intestinales voisines.

Après des lotions à l'eau-de-vie camphrée étendue d'eau, le
pansement est réappliqué comme auparavant.

Le deuxième pansement a eu lieu le 5 Juillet : on constate que
les bourgeons charnus qui recouvrent le grand trochanter sont
un peu sphacélés, résultat sans doute de la compression exagérée en ce point par le décubitus. Cautérisation au nitrate
d'argent.

Troisième pansement le 13 Juillet : l'enfant a de la diarrhée
depuis quelques jours. Le petit point de sphacèle superficiel, au
niveau du grand trochanter, a disparu. La plaie diminue peu à
peu d'étendue. Un fragment de la crête iliaque est encore éli-
miné, et maintenant la couche des bourgeons charnus existe
partout.

Les pansements ont eu lieu ensuite tous les huit jours. L'enfant, à mesure que son état s'améliorait, faisait plus de mouvement et désorganisait plus vite un appareil, qu'il devenait difficile
de maintenir parfaitement appliqué. Enfin, lorsque la cicatrisation ramena fortement les bords de la plaie, on combina le pansement à l'ouate avec des attelles, destinées à prévenir la rétraction de la cuisse sur le bassin. (7 Août 1871).

A ce moment, l'enfant fut rendu à ses parents. Le 19 Janvier 1872, comme la plaie, réduite à des dimensions très-exiguës,
mais tiraillée en tous sens par les brides cicatricielles, ne se
fermait pas définitivement, je fis rentrer le petit malade à
l'hôpital pour faire des tentatives de greffes épidermiques (1) ;
elles ne réussirent point.

Un traitement général antiscrofuleux, le repos forcé au lit,
l'occlusion avec des bandelettes de diachylon, nous permirent
enfin d'obtenir (11 Juillet 1872) la réparation définitive du
délabrement que nous avions constaté le 24 Mai 1871.

1) Reverdin, Académie des Sciences, 27 Novembre 1871.

J'ai revu bien souvent le blessé, dont il vient d'être question, aux consultations de mon maître Hillairet, pendant l'année 1872, et, ni à sa marche, cependant un peu penchée, ni même à l'examen direct, on ne pourrait soupçonner aujourd'hui l'accident dont il a été victime.

XLII. *Enorme plaie; par scie circulaire, de la partie antérieure du creux axillaire. Section de la veine axillaire, des nerfs cubital et brachial cutané interne. — Pansement à l'ouate. Guérison. (Par* ROBERT, *ancien interne des hôpitaux.)*

L..., Jean-Baptiste, chauffeur, 55 ans, salle St-Augustin, 59 : service de M. Tillaux, hôpital Saint-Louis, 7 Mars 1872.

Il vient de recevoir, à la partie antérieure et inférieure du creux axillaire, un coup de scie circulaire. Hémorrhagie considérable. Le tendon du grand pectoral gauche est coupé presque en entier. L'artère axillaire et le nerf médian sont disséqués dans l'étendue de deux ou trois centimètres, et intacts. L'artère bat à nu au fond de la plaie et est d'un rouge foncé. Le nerf cubital et le nerf brachial cutané interne sont coupés, ainsi que la veine axillaire. Le bout périphérique de la veine a donné beaucoup de sang noir et en jet (?). On n'a eu qu'à enlever toute la charpie et les caillots pour le voir, le saisir et le lier. Le bout central ne donnait rien et ne se voyait même pas. Aucun autre vaisseau n'est lésé. M. Tillaux, après avoir pensé à faire la suture du nerf cubital, y a renoncé à cause de la difficulté à trouver le bout périphérique.

Le pouls est petit et misérable ; les traits fort pâles ; imminence syncopale.

Tout le fond de cette plaie, où il y avait des nerfs sectionnés, étaient très-douloureux quand on donnait un coup d'éponge.

La sensibilité n'a pas été explorée à la main ni à l'avant-bras, aussitôt après l'accident : toutefois, on a noté que le malade se plaignait de ne plus sentir le petit doigt. Après avoir rapproché par une suture les bords de la plaie, un pansement à l'ouate fut appliqué. P. traitement tonique : rhum, potion cordiale.

Pendant la journée, il y a eu un peu de suintement sanguin qui a pénétré le pansement. De l'ouate est ajoutée : bandage compressif ; l'hémorrhagie n'a pas continué : sommeil, pas de fièvre.

Le **9 Mars**, teint un peu altéré, jaunâtre : amaigrissement ; quelques frissons plusieurs fois répétés et suivis de sueur ont été constatés hier. T. A. **38° 2.**

10 Mars.— Pas de nouveau frisson ; sueurs abondantes ; peu de fièvre, 96 puls.

11 Mars.— Bonne figure ; appétit ; sommeil. **37° 2.**

Le malade est toujours un peu en sueur ; pas de sensation de froid, pas de frisson. Etat général bon.

Il était complètement guéri deux mois après. (**27 Avril 1872**).

XLIII. « L..., salle St-Louis, 17, hôpital Lariboisière, service de M. Verneuil.

Adénome sudoripare volumineux du creux de l'aisselle. Ablation le **23 Août 1871.** La plaie d'opération a la largeur de la main, à peu près. *Pansement à l'ouate.* La fièvre traumatique débute le soir même et poursuit son cours normal. Elle s'est terminée le quatrième jour. Mais les cinquième, sixième et septième jours, la température du soir s'élève de nouveau. On renouvelle le pansement le huitième jour ; le soir même, chute brusque de la température qui est restée normale jusqu'à la guérison. (*Par* Richelot. *ancien interne des hôpitaux.)*

XLIV. *Mélano-sarcome de la paroi thoracique, région posté-*
rieure. -- Ablation. Pansement à l'ouate. Cicatrisation.
(Par Duret, *interne des hôpitaux.)*

La nommée G..., Julie, 50 ans, journalière, est entrée, le **12 Mars 1873**, à la salle Ste-Marthe, n° 4, hôpital Saint-Antoine, service de M. le docteur Duplay.

Elle porte dans la région dorsale, à droite, au niveau des dernières côtes, une tumeur pédiculée, assez dure, ayant la forme d'un champignon, plus large qu'une pièce de 5 francs en argent. La surface est exulcérée, bourgeonnante et laisse suinter un liquide séreux ; sa base est violacée. La peau remonte en s'amincissant sur sa base dans une étendue de deux à trois millimètres : elle est d'un brun violet, rugueuse, chagrinée, et présente des saillies inégales ainsi que trois ou quatre petites tumeurs pédiculées, grosses comme un pois, analogues à des marisques.

La tumeur a quatre ou cinq centimètres de diamètre, elle est mobile sur les parties profondes ; elle n'est pas sensible à la piqûre d'une épingle, et, au niveau de la surface chagrinée, il faut enfoncer assez profondément pour faire accuser de la douleur : elle saigne facilement.

Il y a huit ans, la malade s'aperçut, pour la première fois, d'une petite tache brune en ce point : elle était légèrement surélevée, de couleur jambon fumé, de la dimension d'une pièce de 50 centimes. Depuis la ménopause, c'est-à-dire depuis trois mois, la tumeur a fait des progrès très-marqués à la suite d'une écorchure : elle ne donne pas lieu à des douleurs très-vives. Il existe encore trois taches pigmentées, une sur le sein gauche et deux autres sur le dos.

En faisant un pli à la peau, on soulève la peau et la tumeur à la fois. Les ganglions de l'aisselle et de l'aine sont intacts.

Le père et la mère sont bien portants : une sœur paraît avoir succombé à une affection utérine, de mauvaise nature. L'exploration de tous les organes ne révèle pas la présence de productions analogues.

18 Mars. — M. Duplay fait l'ablation de la tumeur par une incision, elliptique, qui circonscrit la tumeur à deux centimètres environ de ses limites appréciables. Ligature d'une artère. Les bords de la plaie sont ensuite rapprochés, à leur extrémité, par quatre points de suture ; un pansement à l'ouate est appliqué par-dessus.

19 Mars. — Etat général bon : pas de fièvre. T. A. 38° 4.

26 Mars. — Un cinquième environ de la plaie est réunie par première intention ; aspect satisfaisant de la plaie.

29 Mars. — Le pansement est enlevé : les bords de la plaie sont un peu excoriés ; la plaie est beaucoup moins profonde. M. Duplay a recours à un pansement simple.

Examen histologique dans les Archives de Physiologie, 1873, pages 320 et 321, pl. X, fig. I. (Tumeur mixte développée sur un nœvus pigmentaire : sarcôme mélanique en voie de développement.)

XLV. *Extirpation d'un enchondrôme très-volumineux de l'acromion, qui nécessita l'excision de la moitié du deltoïde, la résection de trois centimètres de la clavicule, la dénudation large de l'articulation scapulo-humérale. — Pansement à l'ouate. Erysipèle intercurrent. Guérison.*

(Communiquée par M. le professeur VERNEUIL, *au Congrès de Lyon, 1872.) Voyez page 104.*

XLVI. *Cancer du sein gauche. — Ablation. Pansement à l'ouate. Cicatrisation. Service de* M. GUYON, *hôpital Necker. (Thèse de* LASALLE, *1871.)*

XLVII. *Adénome de la mamelle. — Enucléation. Pansement ouaté. Guérison. Service de* M. VERNEUIL, *hôpital Lariboisière. (Thèse de* VIDAL, *1872.)*

XLVIII. *Tumeur fibro-plastique du creux poplité. — Ablation. Pansement à l'ouate. Guérison. Service de* M. VERNEUIL, *hôpital Lariboisière. (Thèse de* LASALLE, *1871.)*

XLIX. *Ostéite, avec nécrose du tibia, de nature syphilitique. — Evidement. Pansement à l'ouate. Guérison. (Communiquée par* M. DUPLAY, *chirurgien de l'hôpital Saint-Antoine.)*

Le nommé M.... François, 53 ans, entre le 14 mai 1875, salle Saint-Joseph, hôpital Saint-Antoine, service de M. Duplay.

Il y a trois ans, contusion, à la suite d'une chute, de la partie moyenne de la crête du tibia. Incision à l'hôpital Saint-Louis, 30 Janvier 1871 ; depuis cette époque, gonflement médiocre au-dessus de cette incision.

16 Mai.— On constate une tuméfaction, qui correspond à la partie moyenne de la crête du tibia et de la face interne de cet os. La peau est rouge, dense, adhérente au tibia. On trouve deux ouvertures fistuleuses, qui permettent de pénétrer dans la substance du tibia et d'arriver dans une cavité fermée et limitée par des lamelles osseuses.

Chancre il y a vingt ans : éruption, pas d'ophthalmie ; adénopathie cervicale postérieure. P. Iodure de potassium.

10 Juin.— M. S. Duplay pratique l'évidement du tibia : il enlève avec la gouge un certain nombre de petits séquestres. La plaie a été pansée à l'ouate.

12 Juin.— Le malade va bien, il n'a pas eu de fièvre ; il a bien dormi et il n'a pas souffert à la jambe depuis l'opération.

14 Juin.— Le malade ne souffre pas. — 22 Juin. On enlève l'appareil, la plaie a bon aspect. — 25 Juin. Frissons, malaise. P. un purgatif.— 26 Juin. Le malade a souffert de la jambe.— 2 Juillet. Les douleurs sont vives, surtout la nuit ; elles s'irradient au genou et à la cuisse. Le pus s'écoule à la partie supérieure de l'appareil, qui s'est relâché. Un peu de toux : maux d'estomac.

3 Juillet.— La plaie, encore assez profonde dans ses deux tiers inférieurs, suppure abondamment ; les bords sont enflammés, les bourgeons charnus ont bon aspect.

4 Juillet.— La peau est décollée de la face interne du tibia : la pression en fait sortir du pus.

5 Juillet.— Drainage de la partie décollée qui a l'étendue d'une pièce de cinq francs.

20 Juillet.— La plaie diminue d'étendue. On enlève le drain.

Vincennes, le 30 Août, plaie très-étroite sur le point de se fermer.

L. *Ulcère variqueux de la jambe : indication d'une amputation. — Tentative de conservation avec l'ouate. Réparation complète de l'ulcère et conservation du membre.*

T..., Louis, 63 ans, charretier, entre à l'hôpital Saint-Louis le 15 Juillet 1871, salle Saint-Léon, 46, dans le service de M. le docteur Vidal.

Il porte à la jambe gauche un immense ulcère variqueux, dont le début remonte à plus d'un an. Pendant le siège il a vécu très-misérablement. Il a le teint cachectique et paraît complètement épuisé. Sa plaie mesure douze centimètres de hauteur et cinq de largeur ; un gonflement considérable tuméfie ses bords, et entre eux on aperçoit une surface noirâtre, remplie de détritus gangréneux infects : les parties de la plaie, qui ne sont pas recouvertes de ce putrilage, ont un aspect violacé, bleuâtre, et au centre on aperçoit le tibia dénudé, dans une étendue de quatre à cinq centimètres carrés, mais ayant toutefois conservé une teinte encore rosée et ne donnant pas à la percussion ce son sec, qui indique que la nécrose est effectuée.

Le malade a des varices aux deux jambes, depuis très-longtemps : l'œdème de la jambe gauche ne permet pas d'apprécier celles qui existent certainement de ce côté.

Chaque jour le malade a, dans l'après-midi, de l'accélération du pouls, avec sensation de chaleur, suivie d'une transpiration plus ou moins abondante. Fièvre hectique.

Le traitement consiste d'abord en cataplasmes arrosés d'eau chlorurée et en toniques sous toutes les formes.

Les accidents continuent. La plaie répand une odeur infecte; les bords s'étendent par une mortification rapide, et les douleurs épuisent le malade, qui ne prend presque plus rien. Au bout de quelques jours (19 Juillet), M. le docteur Vidal appelle M. Alph. Guérin, pour résoudre l'opportunité d'une intervention chirurgicale. L'amputation de la cuisse fut rejetée, à cause de l'état de faiblesse extrême du malade; et, s'autorisant des résultats qu'il obtenait avec le pansement à l'ouate, M. A. Guérin résolut d'employer cet appareil. Celui-ci fut méthodiquement appliqué, aussitôt que la plaie eut été détergée et arrosée d'une solution d'acide phénique.

Dès les premiers jours, outre la suppression de l'odeur, qui incommodait non-seulement le malade, mais ses voisins, dans la salle, on vit disparaitre les douleurs et reparaître l'appétit. Le malade put prendre un peu de repos. Chaque jour l'amélioration faisait des progrès, la fièvre disparut et les forces revinrent.

Le 29 Juillet, le pansement fut enlevé, à l'amphithéâtre d'opérations. Toute la plaie était recouverte de magnifiques bourgeons charnus, vermeils, et exubérants par places. L'os était complètement recouvert et, sur les bords affaissés de l'ulcère, la cicatrisation était commencée. On appliqua un nouvel appareil et on le renouvela ainsi tous les quinze jours ou trois semaines, jusqu'au 15 Novembre.

Alors on eut recours aux applications d'eau chlorurée et à la greffe épidermique. — Service de M. le docteur Panas, 16 Novembre 1871, salle Sainte-Marthe, 30.

Le malade, après être resté assez longtemps à l'hôpital Saint-Louis, finit par guérir. (13 Juillet 1872.)

Nous l'avons vu plusieurs fois à la salle Sainte-Marthe (service de M. Panas), pour des récidives de son ulcère, auquel il ne laissait plus reprendre les dimensions qui, à un moment donné, avaient réellement compromis sa vie, ou tout au moins avaient failli nécessiter une amputation de cuisse (1).

(1) Il a été publié un grand nombre d'observations, soit dans les thèses de la Faculté, soit dans les publications périodiques. Voyez : thèses de Paris, LASALLE, COMBES (1871) : BLANCHARD, VIDAL (1872), B. ANGER (*agrég.* 1872). — *The lancet*, september 2, 1871, p. 322. — J. LUCAS-CHAMPIONNIÈRE, *Journal de Médecine et de Chirurgie pratiques*, 1871, 1872, 1873. — FIAUX, *Gazette des Hôpitaux*, 1872. — GAYDA, *Recueil de Mémoires de médecine et de chirurgie militaires*, p. 514. 1873. — VERNEUIL, ROUGE, *Revue de Thérapeutique médico-chirurgicale*, 1872 et 1873. — VIENNOIS, *Gazette hebdomadaire*, 1872; CADIAT, 1873. — *Lyon médical*, 1872; *Union médicale de la Seine-Inférieure*, 1873; *Bulletins des Sociétés médicales* — de *l'Aube*, n° 5, — de *Reims*, n° 11, 1873, etc. — J'ai résumé cinquante-neuf observations d'opérations, traitées par l'ouate, dans les Archives de Médecine, Décembre 1871 et suiv.

ERRATA.

Page **19**, ligne **30**, au lieu de *sans pouvoir le remplacer*, lisez : *sans pouvoir la remplacer.*

Page **65**, ligne **21**, au lieu de *l'emploi de cet instrument*, lisez : *l'emploi du thermomètre.*

Page **119**, obs. VI, au lieu de 8 *Octobre*, lisez : 18 *Octobre ;* au lieu de 11 *Octobre*, lisez : 11 *Décembre.*

CONCLUSIONS.

I. La méthode de M. Alph. Guérin doit prendre désormais le premier rang dans le traitement des plaies chirurgicales.

II. Il y a peu de régions où le pansement à l'ouate ne soit pas applicable.

III. Après les opérations pratiquées sur la mamelle, la difficulté de réaliser et de maintenir la compression élastique, sur le thorax, doit faire renoncer à l'application de la méthode dans cette région.

IV. L'air passe à travers les appareils à l'ouate, mais il y abandonne les germes toxiques, source de l'infection purulente miasmatique.

V. Ces appareils réalisent l'immobilisation des membres, sans le secours d'aucune substance solidifiable.

VI. On ne doit jamais panser une plaie importante dans une salle de blessés.

VII. Dans la chirurgie conservatrice, la méthode de M. A. Guérin procure les mêmes avantages que dans la chirurgie radicale.

VIII. Cette méthode donne au chirurgien la faculté de retarder les opérations, sans faire perdre au blessé les bénéfices de l'intervention immédiate.

IX. Elle permet d'entreprendre, dans un milieu infecté, des opérations dangereuses.

X. Dans les fractures compliquées, de cause directe ou par une violence extrême, l'emploi du pansement à l'ouate doit être fait avec réserve.

TABLE DES MATIÈRES.

	Pages.
Introduction	
I..... Application du pansement à l'ouate	10
a... Règles générales	10
b... Règles spéciales	21
1. Amputations	21
2. Résections	31
3 Chirurgie conservatrice	33
Membres inférieurs	39
— supérieurs	46
4. Applications particulières (mamelle, épaule, scrotum, etc.)	49
II. A. Conservation des opérés	54
Hémorrhagies	61
Accidents fébriles	64
Gangrènes	67
Fusées purulentes	70
Erysipèle, pourriture d'hôpital	73
Infection purulente	75
B. Conservation des membres	80
Effets de la compression élastique	89
Apparition retardée des éléments du pus	94
Décollements	96
Causes de sphacèle	99
Marche de l'érysipèle sous l'ouate	104
Indications pour renouveler l'appareil	105
III.... Principes de la méthode	109
Expériences	110
Faits et observations	113
Errata	161
Conclusions	162

9 782019 222543